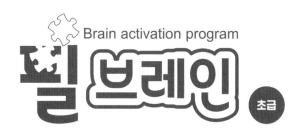
Brain activation program
필 브레인 초급

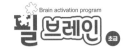

ⓒ 윤웅용, 이영미, 2021

초판 1쇄 발행 2021년 10월 19일

지은이   윤웅용, 이영미
펴낸이   이기봉
편집   좋은땅 편집팀
펴낸곳   도서출판 좋은땅
주소   서울 마포구 성지길 25 보광빌딩 2층
전화   02)374-8616~7
팩스   02)374-8614
이메일   gworldbook@naver.com
홈페이지   www.g-world.co.kr

ISBN   979-11-388-0266-6 (13510)

• 가격은 뒤표지에 있습니다.
• 이 책은 저작권법에 의하여 보호를 받는 저작물이므로 무단 전재와 복제를 금합니다.
• 파본은 구입하신 서점에서 교환해 드립니다.

신경과전문의가 개발한 수준별 치매예방 학습지

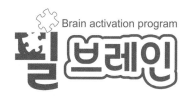

서 문

치매는 노인뿐만 아니라 젊은 사람들도 기억력이 떨어진다고 느끼면
치매가 아닐까 걱정하는 모든 사람이 두려워하는 질병입니다. 하지만
최근 알츠하이머형 치매 같은 퇴행성 치매조차도 조기에 발견하여 치
료하면 그 진행 속도를 많이 늦출 수가 있다고 알려져 있습니다. 특히
치매의 치료는 약물요법도 있지만, 운동이나 식이요법, 인지훈련 같
은 비약물적인 요법이 많은 도움이 됩니다.

신경과 질환을 중심으로 보는 맑은수병원에서는 수년 전부터 경도인
지장애 및 초기 치매환자를 진료하고 도움을 주기 위하여 인지건강센
터를 개설하여 운영하고 있으며, 다양한 프로그램을 개발하여 제공하
고 있습니다. 특히 기억력이 떨어졌다고 느끼거나 경도인지장애나 초
기 치매 진단을 받은 분들에게 가정이나 병원에서 꾸준히 할 수 있는
학습지를 이용해 인지훈련을 실시하고 있습니다. 그동안의 임상경험
으로 환자들에게 학습지를 통한 꾸준한 인지훈련이 인지기능 개선 및
향상에 도움을 주는 것을 확인하였으며, 치매 환자 외에 건강한 성인
들에게도 동일한 효과가 나타나는 것을 알 수 있었습니다.

우리의 뇌는 꾸준히 훈련하면 오랫동안 건강을 유지할 수 있습니다. 그래서 본 학습지의 이름을 '느끼다'의 뜻을 가진 'feel'과 '채우다'의 뜻을 가진 'fill'의 발음을 따서 자신의 뇌를 느끼고 채운다는 의미로 feel and fill your brain, '필브레인'이라고 정했고, 학습지를 경험하신 환자 및 보호자분들의 권유로 많이 분들이 접하실 수 있도록 이번에 책으로 출간하게 되었습니다.

건강한 신체를 유지하기 위해서는 꾸준한 운동이 필요한 것처럼 건강한 뇌를 유지하기 위해서는 뇌기능이 떨어지기 전부터 꾸준한 두뇌훈련 즉 뇌운동이 필요합니다. 최근 연구에서 퇴행성 치매인 경우에도 뇌운동을 지속적으로 시행한 환자군이 그렇지 않은 환자군보다 인지기능 저하가 덜 진행되는 것을 볼 수가 있었습니다.

아무쪼록 본 센터에서 개발한 필브레인 학습지를 이용해 꾸준한 인지훈련을 하시어, 근육운동을 하면 근력이 생기듯이 뇌운동으로 뇌력(brain power)을 키워 건강한 뇌기능과 치매 예방에 도움이 되시길 바랍니다.

감사합니다.

신경과 전문의 **윤웅용**
인지건강센터장 **이영미**

학습지 사용설명

01
필브레인은 인지기능저하의 예방을 위해 개발되어진 학습지입니다.
인지기능 개선을 위한 약물을 복용하시는 분들은 약물 복용을 유지하면서 훈련하십시오.

02
본 학습지는 기억력, 공간지각력, 주의집중력, 계산력, 언어능력 등을 개별적 혹은 전체적으로 통합하여 훈련하게 하여, 두뇌 전체를 다양하게 자극함으로써 균형있는 인지기능향상을 도모합니다.

03
하루에 할 수 있는 분량이 정해져 있으며 일주일에 6일 분량으로 나누어져 있습니다.
한꺼번에 일주일치를 하는 것 보다는 매일 정해진 분량을 가정이나 기관에서 꾸준히 연습하는 것을 추천합니다.

04
학습지의 난이도를 결정할 때는 본인이 느끼기에 조금 어렵다고 느껴지는 것을 고르는 것이 좋습니다.

학습지 사용설명

05

필브레인은 초급, 중급, 고급 총 3단계로 이루어집니다.
초급은 경도인지장애나 초기 치매를 가지고 계신 분들에게
적합하며, 중급은 진단을 받지는 않았지만 기억력이나
인지기능이 많이 떨어지고 있다고 느끼는 분들에게 추천합니다.
고급은 아직은 증상이 없지만 예방을 위해 훈련을 원하시는
분들에게 추천합니다.

초급	경도인지장애나 초기 치매를 진단 받은 분
중급	진단받지는 않았지만 최근 기억력이나 인지기능이 많이 떨어졌다고 느끼는 분
고급	특별한 증상은 없으나 예방 및 인지기능 향상을 원하는 분

단, 만약 경도인지장애나 초기 치매를 진단 받아서 초급을
시행하였는데 너무 쉽다고 느끼면, 중급으로 시작하셔도
좋습니다. 간혹 보호자분의 시선으로 쉽다고 느끼시는 경우가
있는데, 반드시 환자분에게 일주일이상 시행을 해보시고
단계를 조정하시기를 권해드립니다.

06

초급에서는 혼자서 하는 것 보다는 가족이나 요양사, 치료사 등
옆에서 도움을 줄 수 있는 분이 함께하는 것이 집중과 학습지
수행에 도움이 됩니다.

본 책자는 1개월분의 학습내용으로 지속적인 훈련을 원하시면 추가 학습지의 구매가 가능합니다.
연락처 : 010-8283-9836

지남력 훈련을 위한 날짜쓰기.
반드시 학습자가 기입하도록 합니다.

1일째를 의미합니다.

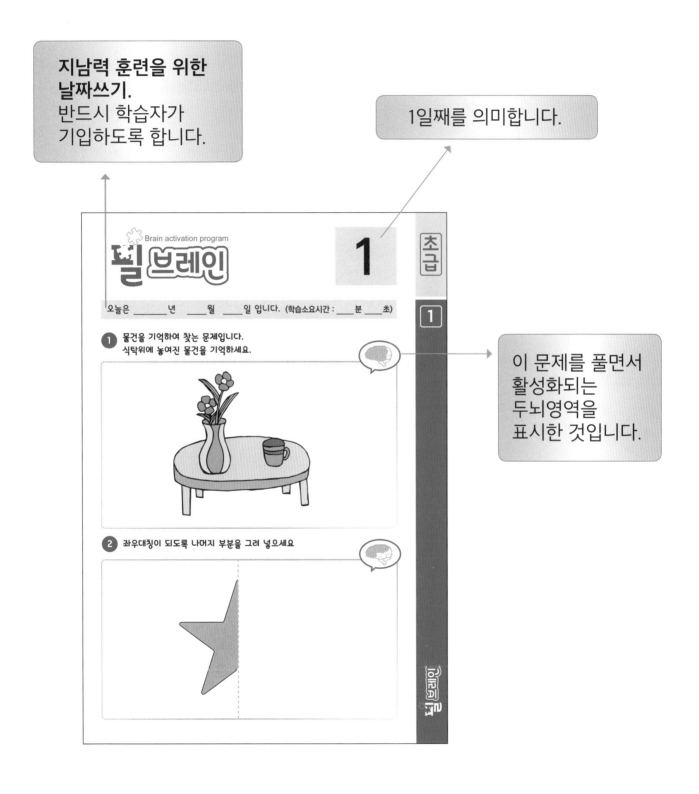

이 문제를 풀면서 활성화되는 두뇌영역을 표시한 것입니다.

학습지 구성

1번 문제는 항상 뒷장에 기억력을 향상시키기 위한 문제와 연결되어 있습니다.

- 학습지를 하면서 기억이 나지 않는다고 앞장으로 돌아가서 보는 것은 훈련의 효과를 떨어뜨릴 수 있습니다. 가능한 끝까지 진행하신 후 답을 확인하길 권합니다.

- 학습자가 1주일 이상 훈련을 하였는데도 1번의 내용을 전혀 기억하지 못한다면 잠깐 앞장을 확인하고 오는 것은 가능합니다.

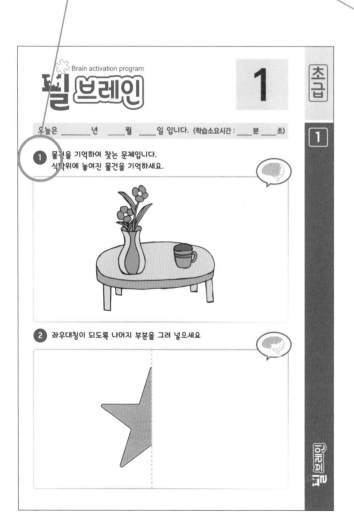

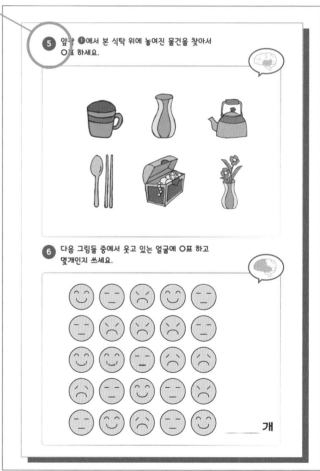

뇌(대뇌피질)의 구조와 기능

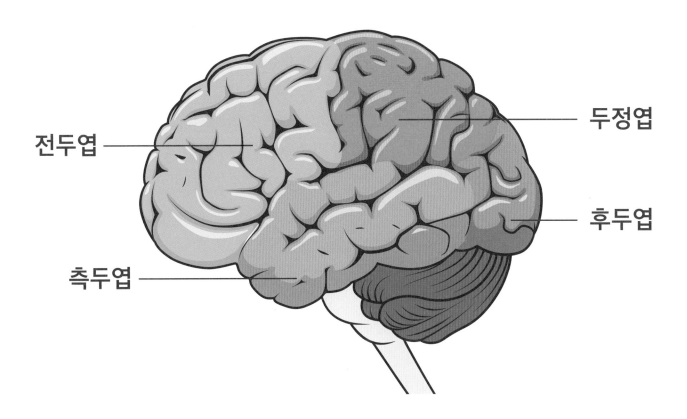

전두엽 ── 두정엽

측두엽 ── 후두엽

전두엽

- 자발성, 추진력 등의 동기센터
- 충동 및 억제 조절 등의 충동조절 센터
- 사고력, 주의력 유지, 목표 달성 등과 관련된 기획센터
- 언어 (말하기), 작업기억

측두엽

- 청각처리, 언어이해, 기억 저장, 냄새, 맛, 감정조절 등 외부정보 처리 역할
- 사물의 구체적 생김새, 모양, 크기 등 시각정보 처리

두정엽

- 촉각 등의 감각 및 공간 정보(움직임, 방향, 위치 등)를 처리

후두엽

- 시각적 인지 담당

추천사

모든 사람이 나이가 들면서 바라는 것이 있다면 건강하게 오래 사는 것이라고 하겠습니다. 신체의 건강뿐만 아니라 기억력과 판단력을 포함하여 인지기능과 정신상태가 총명하게 유지되면서 건강하게 사는 것을 바라고 있습니다. 따라서 고령사회를 거쳐 초고령사회로 치닫고 있는 우리나라 현시점에서 치매에 대해 전 국민의 관심이 높아진지 오래고 어떻게 하면 치매를 예방할 수 있을까 하는 고민은 의료진뿐만 아니라 전 국민의 관심사가 될 수밖에 없습니다.

이에 새로운 책을 하나 소개하고자 합니다.

오랫동안 고령층 환자 돌봄과 치매 환자를 진료하고 치료하는 것을 천직으로 살아온 윤웅용 원장이 치매예방과 치료를 위해 귀중한 책을 낸 것에 대해 축하와 함께 감사를 표하고 싶습니다. 지난 15년동안 지역치매지원센터 센터장으로서, 맑은수병원 병원장으로서 재직하며 치매환자 치료를 해오면서 어떻게 하면 그들의 인지기능을 좋게 만들 수 있을까에 대한 고민을 하면서 얻어진 지식을 환자에게 돌려주기 위해 [필브레인] 이란 책을 출판하게 된 것입니다. 신체장애가 있는 환자가 운동치료를 할 때 상태에 따라 운동처방이 다르듯이 치매증상도 초기부터 말기까지 다양하게 나타나고 뇌가 손상되는 정도와 부위가 다르기 때문에 인지기능 향상을 위한 처방도 달라야 할 것입니다. 윤웅용 원장은 이러한 점을 고려하여 초급과 중급, 고급으로 나누어 공부하는 학습지를 출간했다고 생각됩니다. 오랫동안의 임상가로서 환자와 보호자를 보면서 얻은 경험을 통해 만든 학습지를 통해 기억력과 인지기능에 장애를 보이는 환자들의 뇌가 이 학습지를 통해 잃어버려가는 기억력이 다시 뇌를 채우기를 바랍니다. 좋은 학습지를 통해 좋은 기억력이 오래오래 뇌에 남고 차고 넘기기를 기원합니다.

전 대한치매학회 이사장
난치성 질환 세포치료센터 센터장　　**김 승 현**
한양대학병원 신경과 교수

추천사

코로나시대에 어르신의 인지강화를 어떻게 할 것인가? 이 문제에 대해 저도 고민이 많았습니다. 원격으로 인지치료를 해야하나? 게임을 하시도록 해야하나? 휴대폰으로 기억 증진을 위한 질문을 드려볼까? 디지털 장벽이 아직도 높은 분들인데 이러한 방법이 통할까? 고민만 했지 실천을 못하고 있었습니다. 그런데 이 책이 나왔습니다. 우리 생활에 너무나 익숙한 학습지의 모습으로. 단숨에 디지털 장벽이 무너지고, 너무나 친밀한 인지 강화 훈련 도구가 우리 앞에 발간되었습니다. 비록 이 책이 학습지 형식으로 최초는 아니지만 여러 종류의 학습지를 두루 사용하다 성적이 더 좋아졌던 제 학창 시절을 떠올려 봅니다. 좋은 내용으로 고민하여 만드신 '필브레인'이 어르신의 머리를 더 명철하게 도와드리는데 큰 몫을 하기를 기원합니다.

대한치매학회 이사장
고려대병원 신경과 교수 **박 건 우**

Brain activation program
� 브레인

1

오늘은 _____ 년 ____ 월 ____ 일 입니다. (학습소요시간 : ____ 분 ____ 초)

1 물건을 기억하여 찾는 문제입니다.
식탁위에 놓여진 물건을 기억하세요.

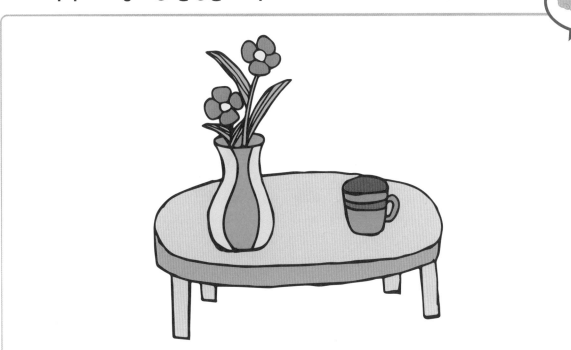

2 좌우대칭이 되도록 나머지 부분을 그려 넣으세요

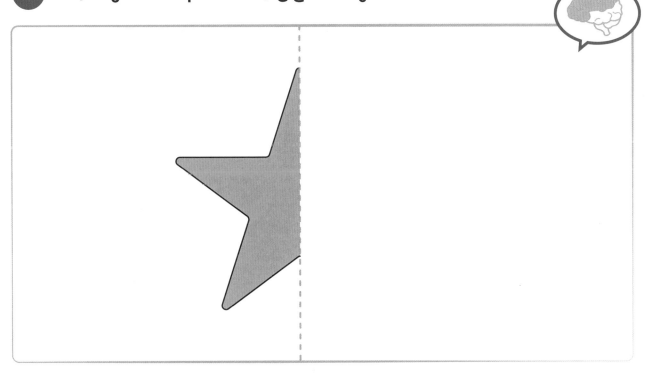

3 아래 그림에서 비어있는 부분에서 일어났을 것이라
생각되는 상황을 고르세요.

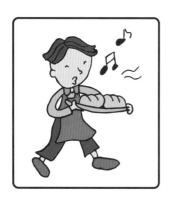 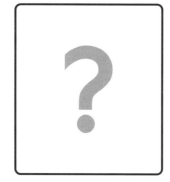 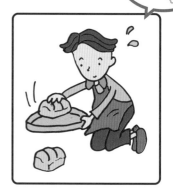

(1)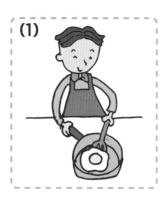

(2)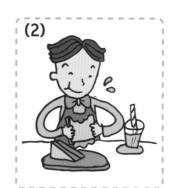

(3)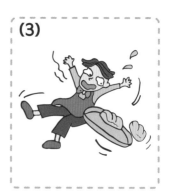

4 아래 있는 그림들의 공통점을 찾으세요.

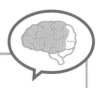

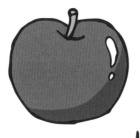

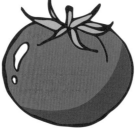 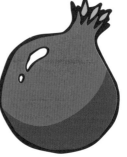

〈보기〉

무게   크기   색깔   가격

5 앞장 ❶에서 본 식탁 위에 놓여진 물건을 찾아서
○표 하세요.

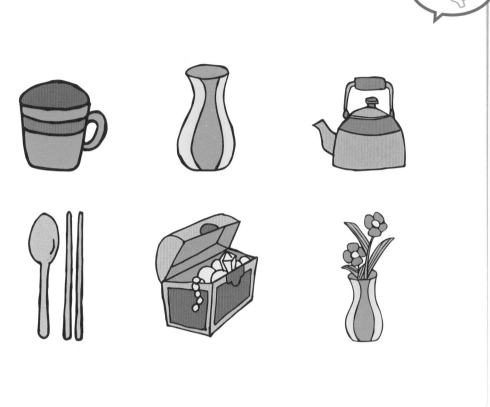

6 다음 그림들 중에서 웃고 있는 얼굴에 ○표 하고
몇개인지 쓰세요.

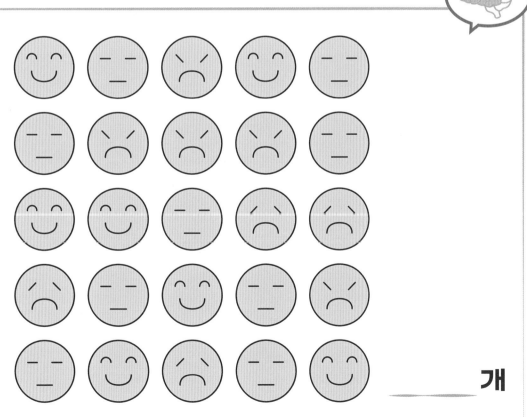

_____ 개

고구마	마		

선풍기	기		

자전거	거		

8 다음 중 오늘 본 그림이 <u>아닌</u> 것을 고르세요. (3개)

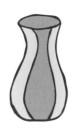 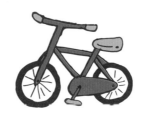 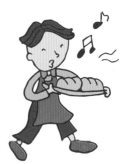

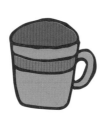 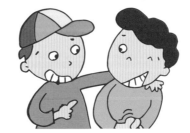 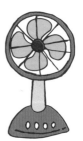

오늘은 _____ 년 ____ 월 ____ 일 입니다. (학습소요시간 : ____ 분 ____ 초)

1 그림의 순서를 기억하세요.

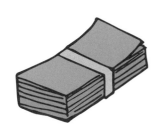 /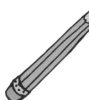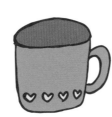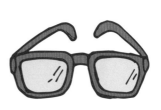

2 같은 글자를 찾으세요.

곰

돔 데 음 머

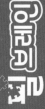

3 아래 상황을 보고 필요한 물건을 찾아서 O표 해 주세요.

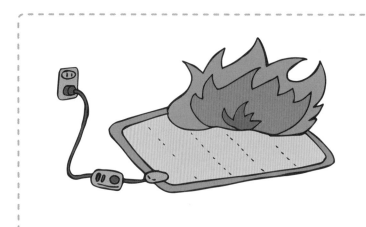

〈보기〉

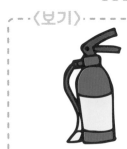 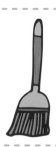 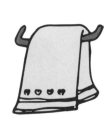 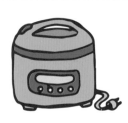

4 계산하여 답을 쓰세요.

14 + 3 = ☐

8 + 6 = ☐

15 - 3 = ☐

25 - 13 = ☐

5 앞장 ❶에서 ✏️ ☕ 📚 👓 을 보았습니다.
순서가 같은 것을 찾으세요.

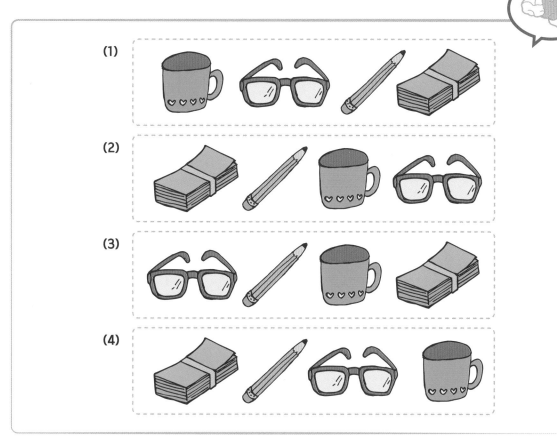

(1)

(2)

(3)

(4)

6 보기의 물건을 그림에서 찾아 보세요.

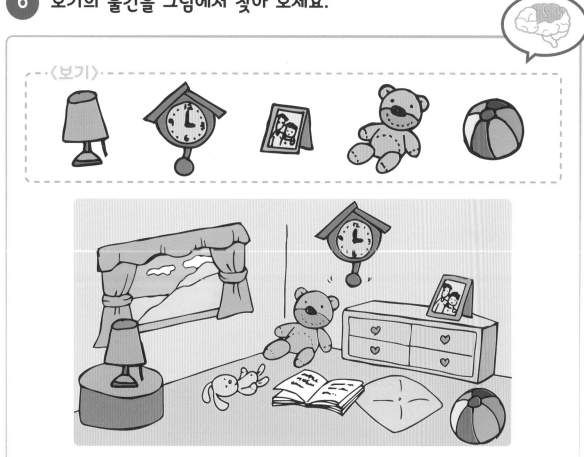

〈보기〉

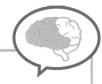

7 물건의 이름을 빈칸에 써 넣으세요.

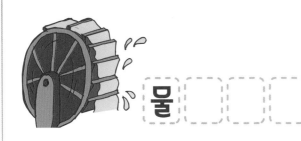

물 ☐ ☐ ☐

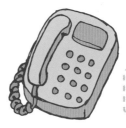

전 ☐ ☐

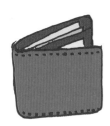

지 ☐

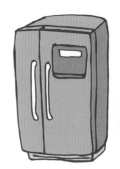

냉 ☐ ☐

8 다음 중 오늘 본 그림이 <u>아닌</u> 것을 고르세요. (3개)

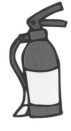 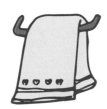  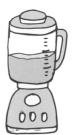

 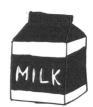 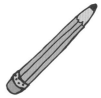

Brain activation program

필 브레인

오늘은 _____ 년 ____ 월 ____ 일 입니다. (학습소요시간 : ____분 ____초)

1 물건을 기억하여 찾는 문제입니다.
아래 그림의 물건들을 기억하세요.

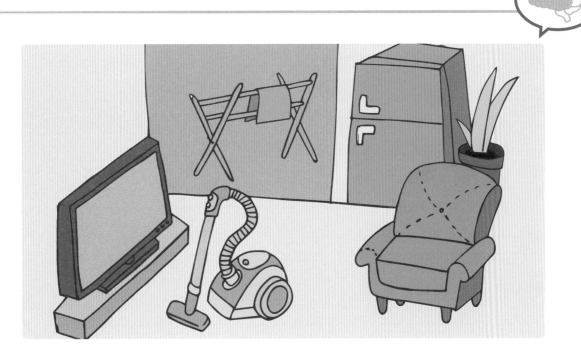

2 제시된 선인장 중 다른 모양을 찾아 ○표 하세요.

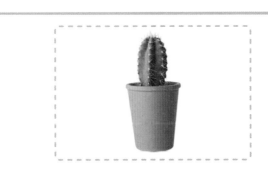

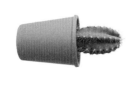 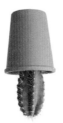 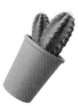 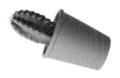

아이가 엄마와 식사를 하고 있습니다.
어색한 부분을 찾아 ○표하고 이유를 말해보세요.

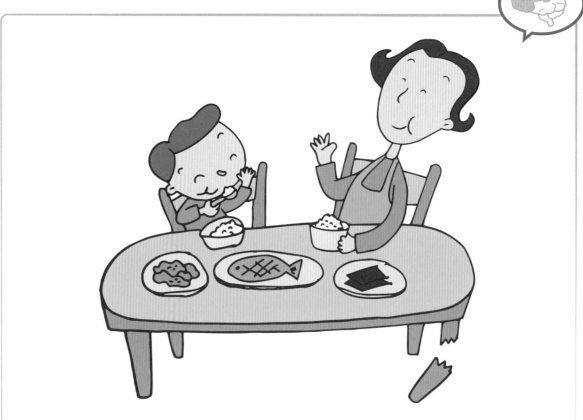

4 계산하여 답을 쓰세요.

$$5 + 6 = \boxed{} \qquad 4 - 2 = \boxed{}$$

$$7 + 8 = \boxed{} \qquad 6 + 13 = \boxed{}$$

$$13 + 2 = \boxed{} \qquad 17 - 6 = \boxed{}$$

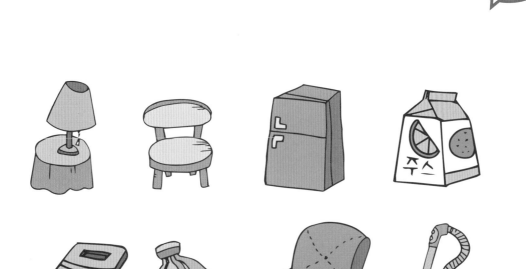

6 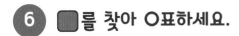를 찾아 ○표하세요.

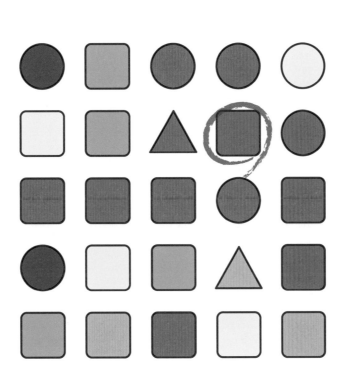

7 우리나라 산 이름 5개를 쓰세요.

도봉산
_____   _____

_____   _____

_____   _____

8 다음중 오늘 본 그림을 고르세요. (5개)

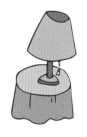 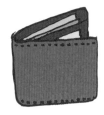 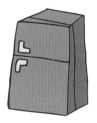 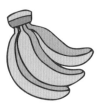

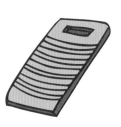 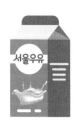 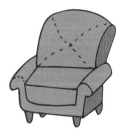 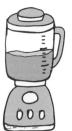

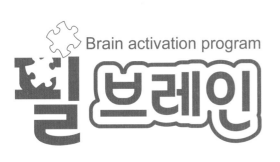

오늘은 _____ 년 ____ 월 ____ 일 입니다. (학습소요시간 : ____ 분 ____ 초)

1 물건을 기억하여 찾는 문제입니다.
바구니 속에 과일의 종류를 기억하세요.

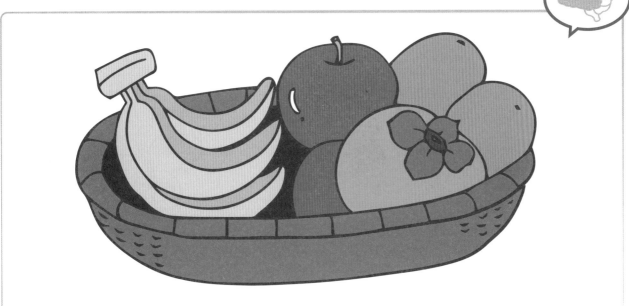

2 어떤 물건을 위에서 본 모양 입니다.
이 물건을 앞에서 본 모양을 찾으세요.

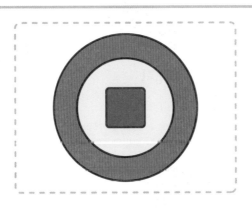

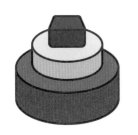 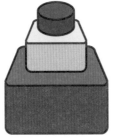 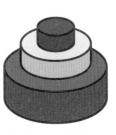 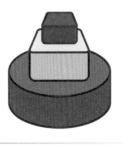

3 아래 그림에서 비어있는 부분에서 일어났을 것이라 생각되는 상황을 고르세요.

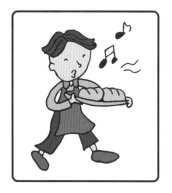 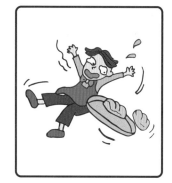 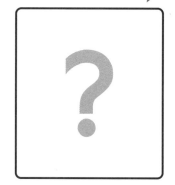

(1)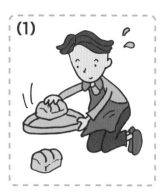

(2)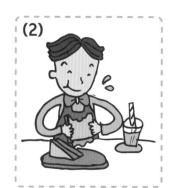

(3)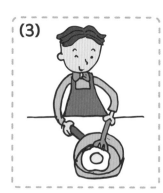

4 다음 단어들을 ㄱㄴㄷ의 순서대로 쓰세요.

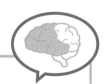

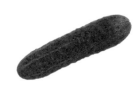
오이

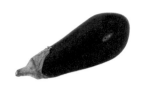
가지

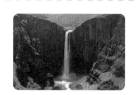
폭포

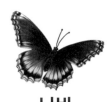
나비

사과

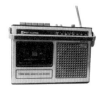
라디오

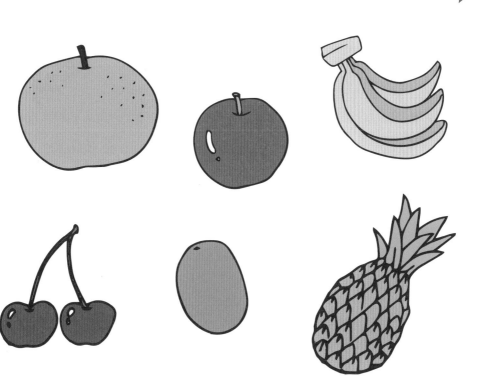

6 두 그림 사이에 다른 곳 5개를 찾으세요.

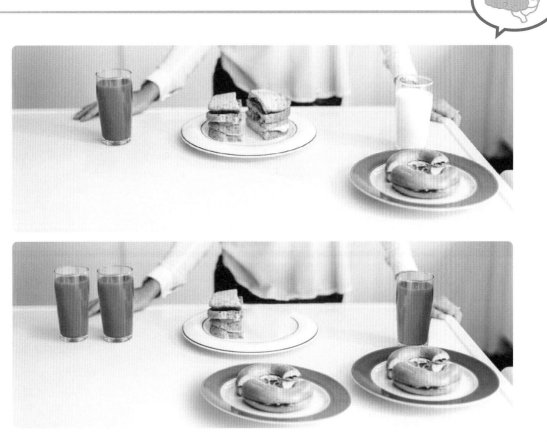

7 빠진 글자를 채워서 단어를 완성하세요.

피 ⬜ 노　　⬜ 탁기

자 ⬜ 차　　라디 ⬜

선 ⬜ 기　　유모 ⬜

8 다음 중 오늘 본 그림이 <u>아닌</u> 것을 고르세요. (1개)

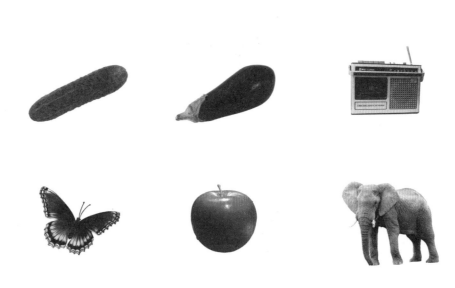

Brain activation program

띨 브레인

오늘은 _____ 년 ____ 월 ____ 일 입니다. (학습소요시간 : ____ 분 ____ 초)

1 그림을 기억하여 찾는 문제입니다. 명화 4점을 잘 보고 기억하세요.

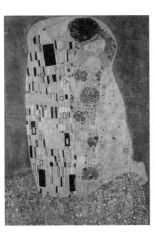 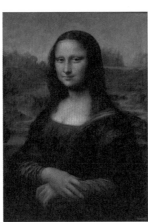 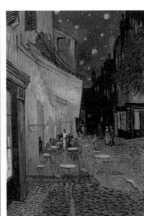 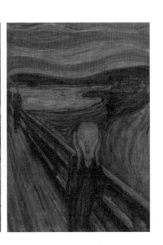

2 여러개의 도형을 겹쳐놓은 것입니다.
여기에 사용된 도형이 <u>아닌</u> 것은 무엇입니까?

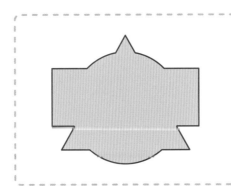

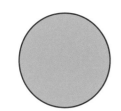 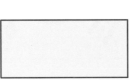 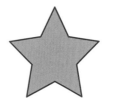

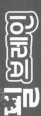

3 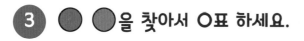 을 찾아서 ○표 하세요.

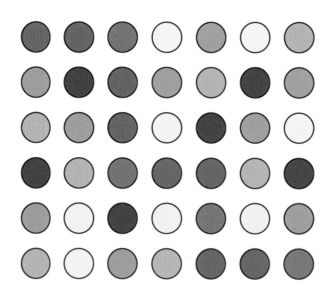

4 다른 그림 하나를 찾으세요.

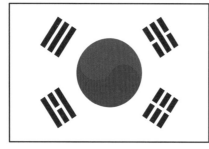 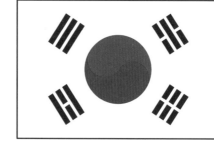

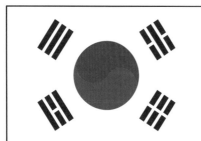 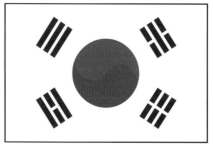

5 앞장 **①**에서 본 명화가 <u>아닌</u> 것은 어떤 그림입니까?

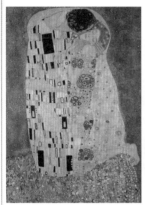 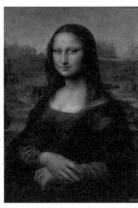 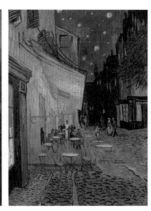 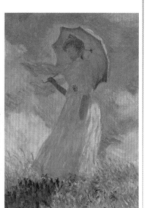

6 짝이 되는 물건을 선으로 연결해 주세요.

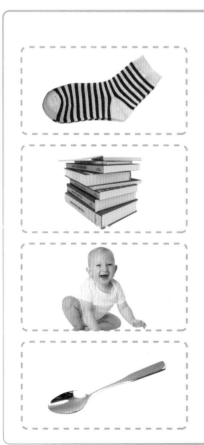

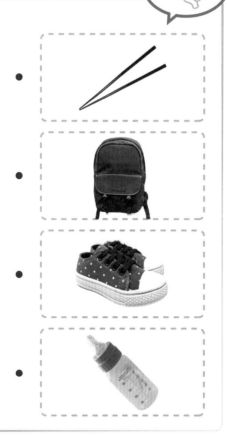

7 무엇에 대한 설명일까요? 보기에서 찾아서 ○표 해주세요.

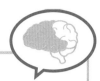

- 아기에게 필요해요
- 못걷거나 걷기 힘들때 사용해요
- 다른 사람이 밀어줘야 움직여요

〈보기〉

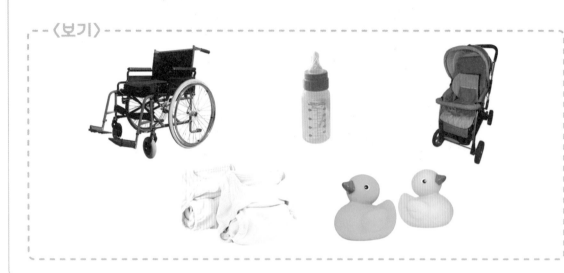

8 ❶에서 본 명화를 찾아서 ○표 해주세요.(4개)

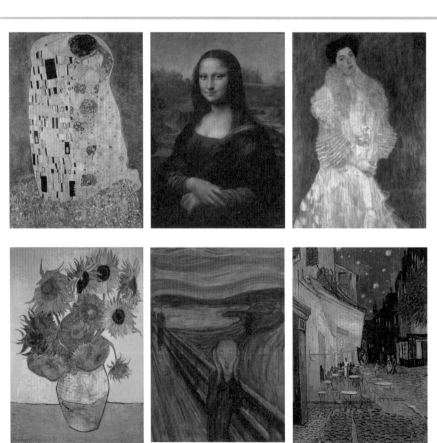

필 브레인

오늘은 _____ 년 ____ 월 ____ 일 입니다. (학습소요시간 : ____ 분 ____ 초)

1 집에 금고를 샀어요. 비밀번호 4개를 기억하세요.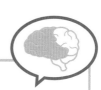

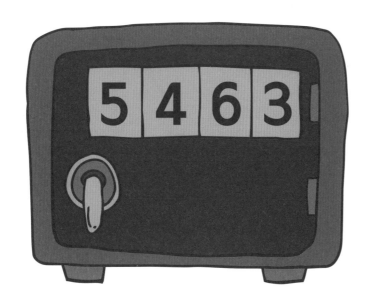

2 다음과 같은 모양을 찾아 보세요.

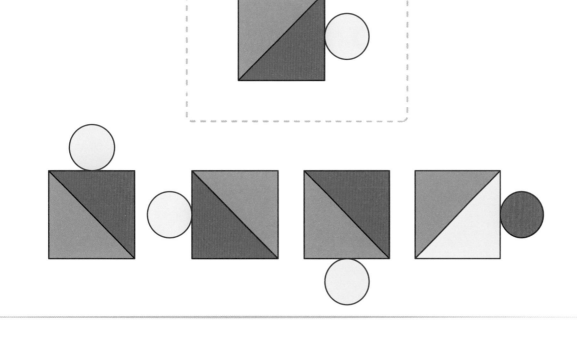

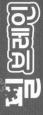

3 발이 4개인 것에 ○표 하세요.

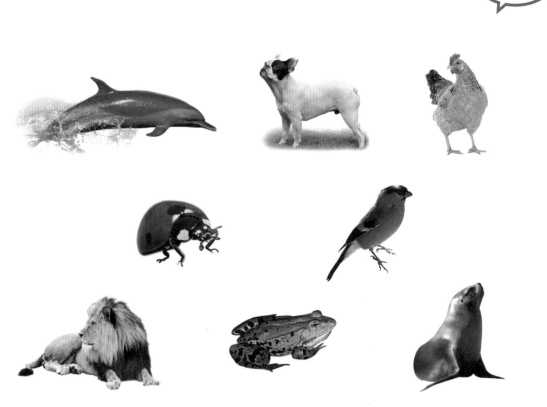

4 다음 숫자들을 작은 것부터 순서대로 쓰세요.

23   7

    5   96

2   12

5 금고를 열어야 해요. 앞장 ❶ 에서 기억한 금고 번호를 써보세요.

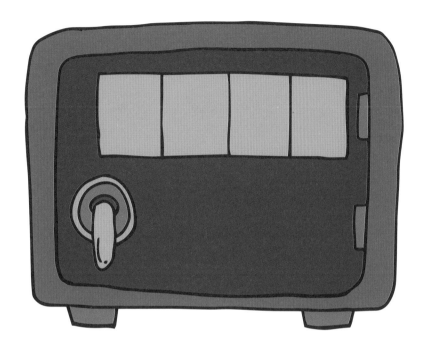

6 돈을 세고 있어요. 얼마일까요?

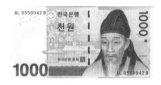
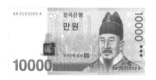
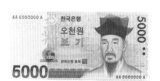
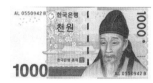

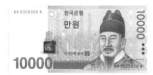

_____ 원

7 우리나라 산 이름 5개를 쓰세요.

한라산
_____   _____

_____   _____

_____   _____

8 금고에서 정한 숫자를 거꾸로 넣어야 금고가 열린데요.
앞장 **1**에서 기억한 금고 번호를 거꾸로 입력해 주세요.

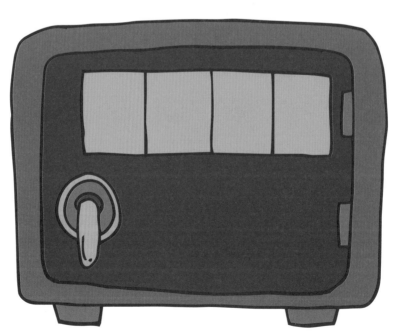

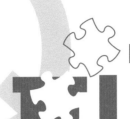

Brain activation program

펠 브레인

답안지

1 ~ 6

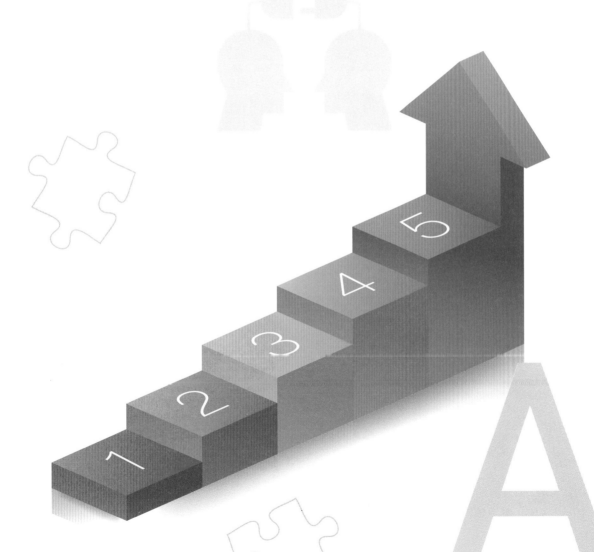

1

1 물건을 기억하여 찾는 문제입니다.
식탁위에 놓여진 물건을 기억하세요.

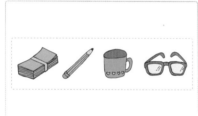

2 좌우대칭이 되도록 나머지 부분을 그려 넣으세요

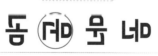

3 아래 그림에서 비어있는 부분에서 일어났을 것이라
생각되는 상황을 고르세요.

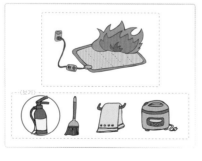

4 아래 있는 그림들의 공통점을 찾으세요.

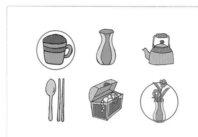

〈보기〉
| 무게 | 크기 | 색깔 | 가격 |

5 앞장 **1**에서 본 식탁 위에 놓여진 물건을 찾아서
○표 하세요.

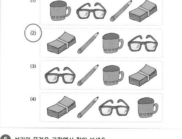

6 다음 그림들 중에서 웃고 있는 얼굴에 ○표 하고
몇개인지 쓰세요.

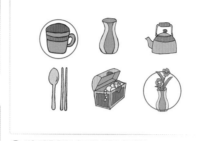

___7___ 개

7 끝말 잇기를 해보세요.

고구마	마 차	차 도	도 로
선풍기	기 사	사 과	과 일
자전거	거 북 이	이 발 사	사 진

*연결되는 것은 모두 답입니다.

8 다음 중 오늘 본 그림이 아닌 것을 고르세요. (3개)

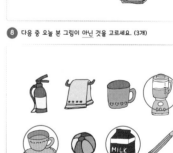

2

1 그림의 순서를 기억하세요.

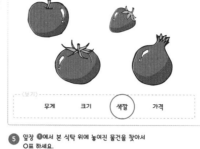

2 같은 글자를 찾으세요.

곰

돔 껌 욤 넘

3 아래 상황을 보고 필요한 물건을 찾아서 ○표 해 주세요.

〈보기〉

4 계산하여 답을 쓰세요.

$14 + 3 =$ `17`

$8 + 6 =$ `14`

$15 - 3 =$ `12`

$25 - 13 =$ `12`

5 앞장 **1**에서 ✏ 📒 👓 을 보았습니다.
순서가 같은 것을 찾으세요.

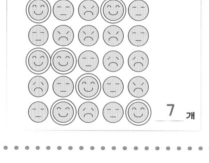

6 보기의 물건을 그림에서 찾아 보세요.

〈보기〉

7 물건의 이름을 빈칸에 써 넣으세요.

물 레 방 아 　 전 화 기

지 갑 　 냉 장 고

8 다음 중 오늘 본 그림이 아닌 것을 고르세요. (3개)

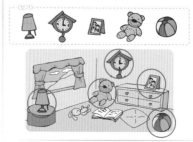

3

① 물건을 기억하여 찾는 문제입니다.
아래 그림의 물건들을 기억하세요.

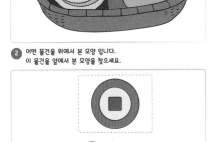

② 제시된 선인장 중 다른 모양을 찾아 O표 하세요.

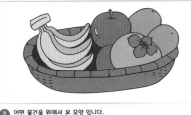

③ 아이가 엄마와 식사를 하고 있습니다.
어색한 부분을 찾아 O표하고 이유를 말해보세요.

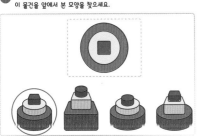

*이유: 다리가 부러져있으면 식탁이 쓰러집니다.

④ 계산하여 답을 쓰세요.

$5 + 6 =$ `11` $4 - 2 =$ `2`

$7 + 8 =$ `15` $6 + 13 =$ `19`

$13 + 2 =$ `15` $17 - 6 =$ `11`

⑤ 앞장 ①에서 기억한 그림에 있었던 물건에 O표 하세요. (3개)

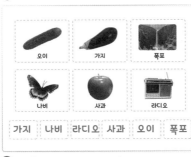

⑥ 🔲를 찾아 O표하세요.

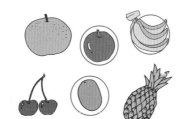

⑦ 우리나라 산 이름 5개를 쓰세요.

도봉산	인왕산
북한산	수락산
응봉산	한라산

*이외에도 우리나라에 있는 산은 모두 답입니다.

⑧ 다음중 오늘 본 그림을 고르세요. (5개)

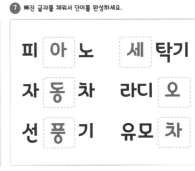

4

① 물건을 기억하여 찾는 문제입니다.
바구니 속에 과일의 종류를 기억하세요.

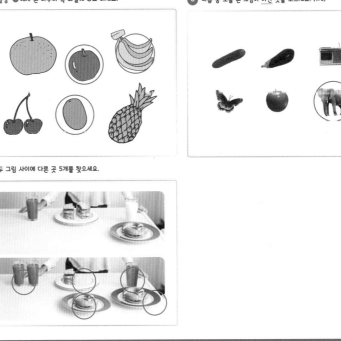

② 어떤 물건을 위에서 본 모양 입니다.
이 물건을 앞에서 본 모양을 찾으세요.

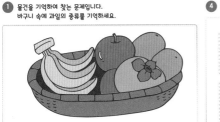

③ 아래 그림에서 비어있는 부분에서 일어났을 것이라 생각되는
상황을 고르세요.

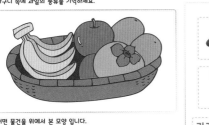

④ 다음 단어들을 ㄱㄴㄷ의 순서대로 쓰세요.

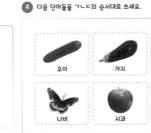

오이	가지	폭포
나비	사과	라디오

가지	나비	라디오	사과	오이	폭포

⑤ 앞장 ①에서 본 바구니 속 과일에 O표 하세요.

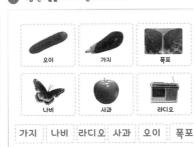

⑥ 두 그림 사이에 다른 곳 5개를 찾으세요.

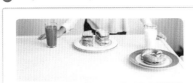
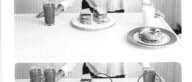

⑦ 빠진 글자를 채워서 단어를 완성하세요.

피 `아` 노   세 `탁` 기

자 `동` 차   라디 `오`

선 `풍` 기   유모 `차`

⑧ 다음 중 오늘 본 그림이 아닌 것을 고르세요. (1개)

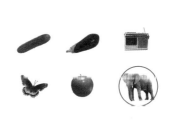

5

1 그림을 기억하여 찾는 문제입니다. 명화 4점을 잘 보고 기억하세요.

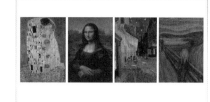

2 여러개의 도형을 겹쳐놓은 것입니다.
여기에 사용된 도형이 아닌 것은 무엇입니까?

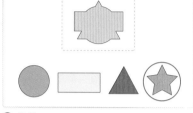

3 ●●을 찾아서 ○표 하세요.

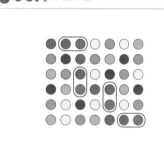

4 다른 그림 하나를 찾으세요.

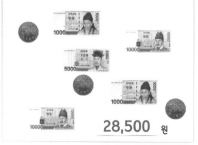

5 앞장 **1** 에서 본 명화가 아닌 것은 어떤 그림입니까?

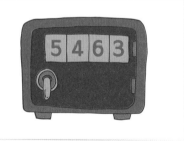

6 짝이 되는 물건을 선으로 연결해 주세요.

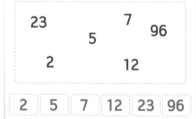

7 무엇에 대한 설명일까요? 보기에서 찾아서 ○표 해주세요.

- 아기에게 필요해요
- 못걷거나 걷기 힘들때 사용해요
- 다른 사람이 밀어줘야 움직여요

〈보기〉

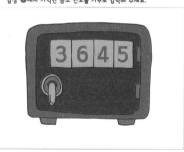

8 **1** 에서 본 명화를 찾아서 ○표 해주세요.(4개)

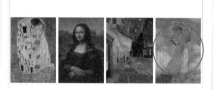

6

1 집에 금고를 샀어요. 비밀번호 4개를 기억하세요.

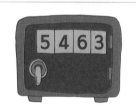

2 다음과 같은 모양을 찾아 보세요.

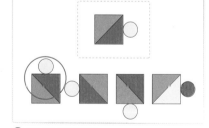

3 발이 4개인 것에 ○표 하세요.

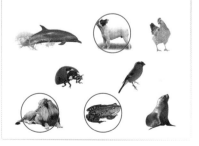

4 다음 숫자들을 작은 것부터 순서대로 쓰세요.

23   7   96
      5
   2   12

2   5   7   12   23   96

5 금고를 열어야 해요. 앞장 **1** 에서 기억한 금고 번호를
써보세요.

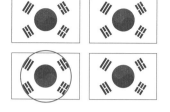

6 돈을 세고 있어요. 얼마일까요?

28,500 원

7 우리나라 산 이름 5개를 쓰세요.

한라산	인왕산
북한산	수락산
응봉산	도봉산

*이외에도 우리나라에 있는 산은 모두 답입니다.

8 금고에서 정한 숫자를 거꾸로 넣어야 금고가 열린데요.
앞장 **1** 에서 기억한 금고 번호를 거꾸로 입력해 주세요.

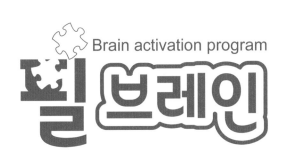

오늘은 _____ 년 ____ 월 ____ 일 입니다. (학습소요시간 : ____ 분 ____ 초)

1 아래있는 교통 안내 표지판과 그 의미를 기억하세요.

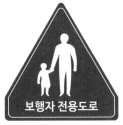

보행자 전용도로

자전거전용

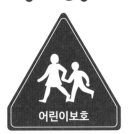

어린이보호

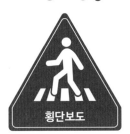

횡단보도

2 아래 그림에서 비어있는 부분을 찾아서 넣어주세요.

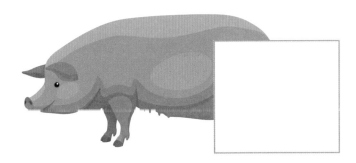

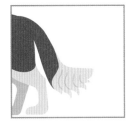

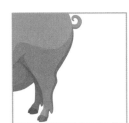

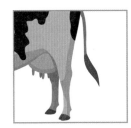

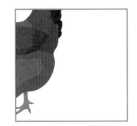

아래 그림을 보고 질문에 답하세요.

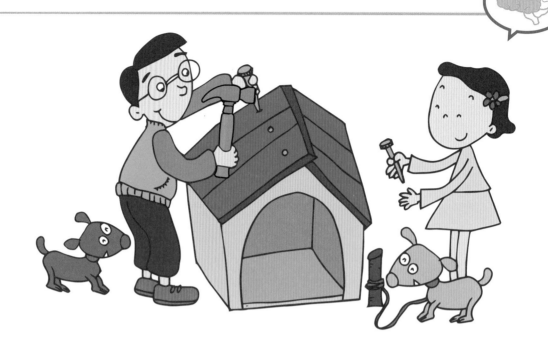

아버지가 만들고 있는 것은 무엇인가요?

강아지는 몇 마리가 있나요?

4 숫자를 표현한 것입니다. 같은 것끼리 선으로 연결해보세요.

7 •   • 삼

8 •   • 하나

1 •   • 칠

5 •   • 여덟

3 •   • 오

5 앞장 ❶에서 본 교통 안내표지판과 그 내용이 <u>잘못</u> 연결된 것을 고르세요.

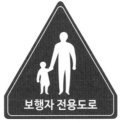

보행자 전용도로

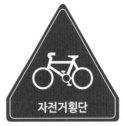

자동차횡단

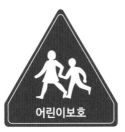

어린이보호

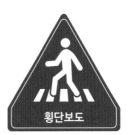

횡단보도

6 아래와 같은 도형을 찾아서 ○표하세요.

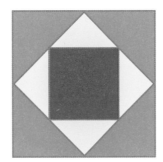

(1)

(3)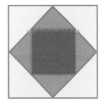

(2)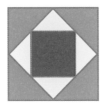

(4)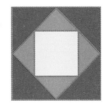

7 겨울과 관련된 단어를 5개 쓰세요.

8 아래 표지판은 무엇을 의미하는 건지 써보세요.

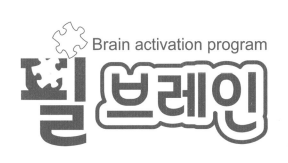

오늘은 _____ 년 ____ 월 ____ 일 입니다. (학습소요시간 : ____ 분 ____ 초)

1 응급시 이용하는 전화번호입니다. 잘 기억했다가 필요할 때
사용하려고 합니다. 따라 읽어보고 기억하세요.

불이 났을 때 119

도둑이 들어왔을 때 112

응급환자가 발생했을 때 119

2 아래 동물의 그림자로 맞는 것을 골라보세요.

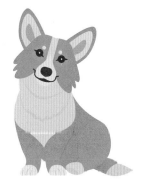

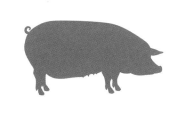 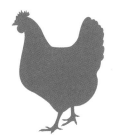 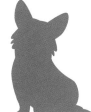 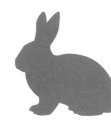

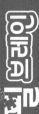

3 다음에 제시된 동물들중에서 주로 하늘을 날면서
생활하는 것들만 찾아 빈칸에 써보세요.

펭귄

다람쥐

타조

닭

백조

비둘기

4 빠진 글자를 넣어주세요.

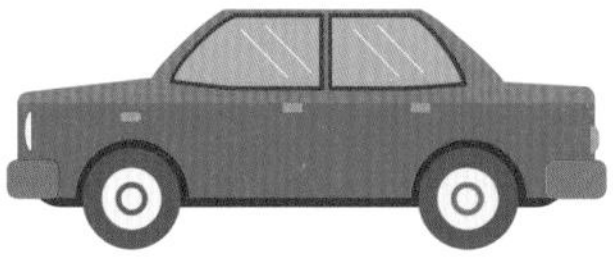

자 ☐ 차

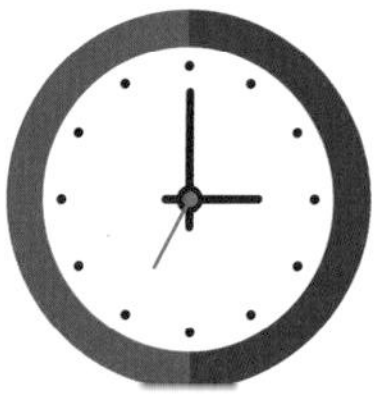

☐ 계

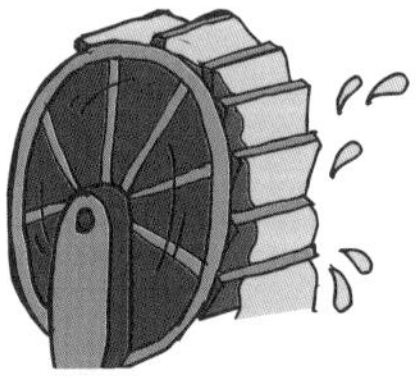

물 레 ☐ 아

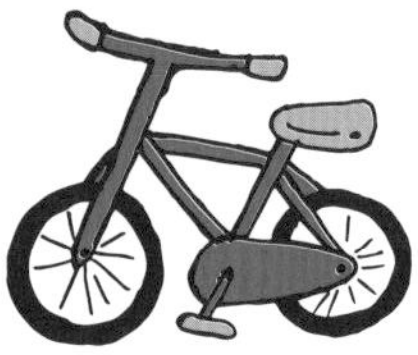

☐ 전 거

5 혼자 있는데 갑자기 가슴이 아프면서 숨을 쉴수가 없습니다.
도움을 요청하려고 합니다. 어디에 연락을 해야 할까요?
연락할 전화번호를 써보세요.

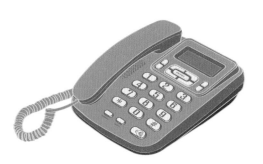

6 귀걸이를 하고 있는 여자는 몇 명입니까?

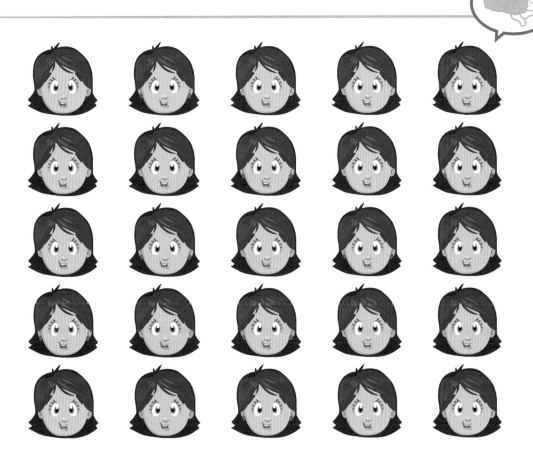

_____ 명

7 아래 숫자들 중에서 짝수에만 ○표 하고
몇개가 있는지 쓰세요.

4	45	2	65	13	43
7	5	1	34	4	45
13	3	4	23	34	36
43	2	56	51	3	34
8	32	31	11	29	2
34	26	11	2	33	30

개

8 오늘 본 그림이 <u>아닌</u> 것을 골라보세요.

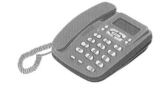
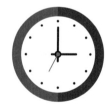
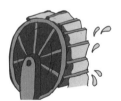

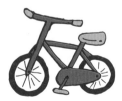
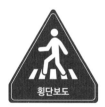

오늘은 _____년 ____월 ____일 입니다. (학습소요시간 : ____분 ____초)

1 숫자를 기억하여 찾는 문제입니다. 아래 숫자를 순서대로 기억하세요.

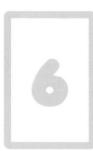  

7 6 4 9

2 색깔구슬 목걸이입니다. 빨간색 구슬에 있는 숫자만 골라서 작은 수 부터 순서대로 써보세요.

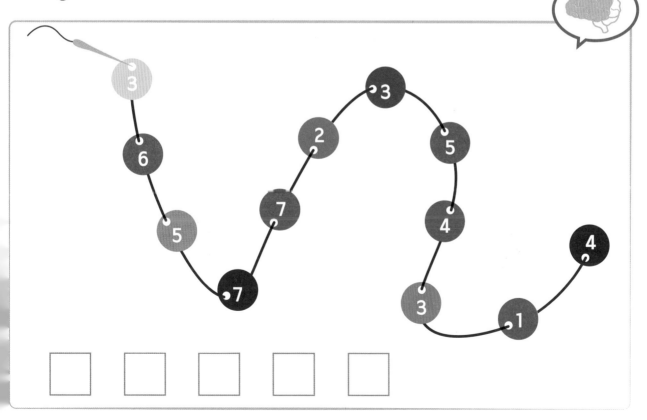

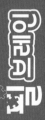

어색한 부분을 찾아 O표 하세요.(3개)

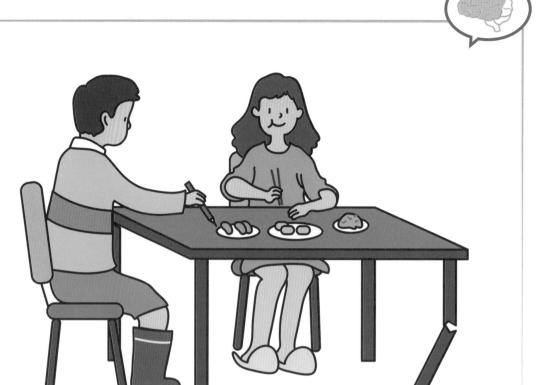

4 아래 그림에 있는 동물들의 다리 개수를
모두 합하면 몇 개입니까?

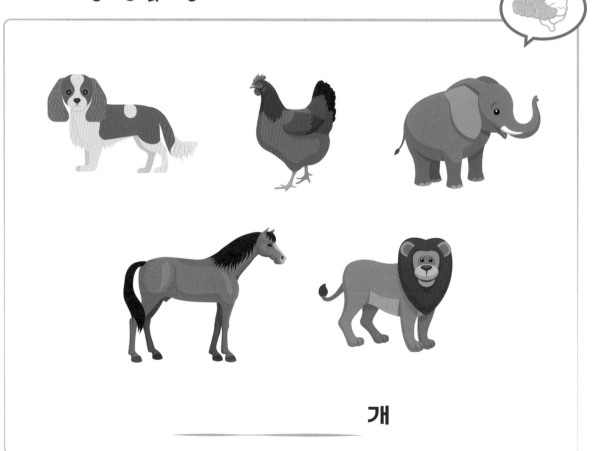

개

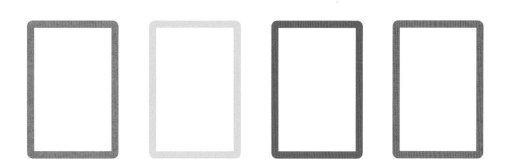

6 아래 그림과 같아지도록 비어 있는 부분을 채워 넣으세요.

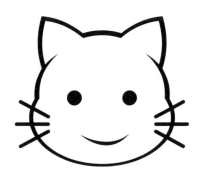

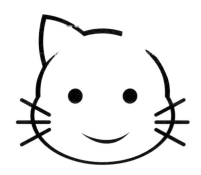

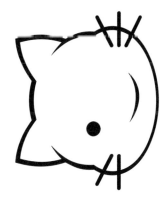

7 다음 그림과 이름의 초성을 보고 나머지 부분을 완성하세요.

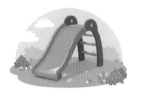

ㅁ	ㄲ	ㄹ	ㅌ

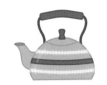

ㅈ	ㅈ	ㅈ

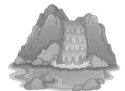

ㅍ	ㅍ

ㅍ	ㅇ	ㅇ	ㅍ

8 오늘 나온 그림이 <u>아닌</u> 것을 골라 보세요. (2개)

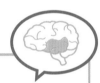

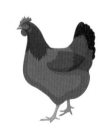
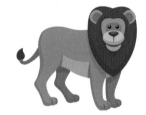
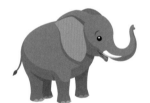

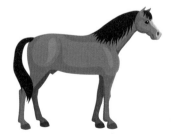
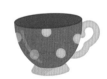
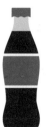

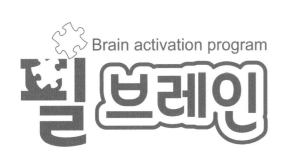

Brain activation program

오늘은 _____ 년 ____ 월 ____ 일 입니다. (학습소요시간 : ____ 분 ____ 초)

1 냉장고에 음료수를 채워넣었습니다.
어떤 음료수를 얼마나 채웠는지 잘 보고 기억하세요.

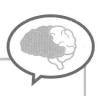

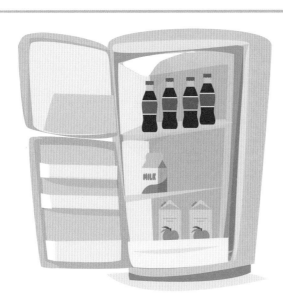

2 미술관에 그림을 감상하러 왔습니다.
비슷한 그림중에 다른 것이 있습니다. 다른 하나를 찾아보세요.

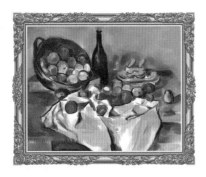
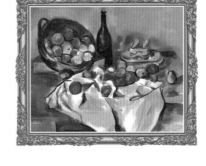
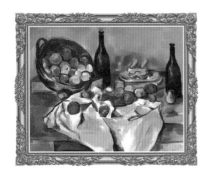
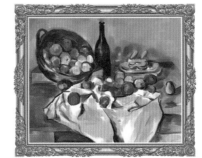

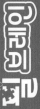

3 계산하여 답을 쓰세요.

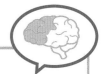

$$6 - 2 = \boxed{}$$

$$9 + 3 = \boxed{}$$

$$4 + 6 + 2 = \boxed{}$$

$$6 - 2 + 4 = \boxed{}$$

4 6개의 숫자 카드가 있습니다. 작은 것부터 큰 순서대로 정렬해서 써보세요.

4	7	2	15	3	8

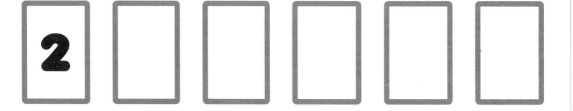

2					

앞장 ❶에서 채워 넣은 냉장고 속에 음료수의 개수를 써보세요.

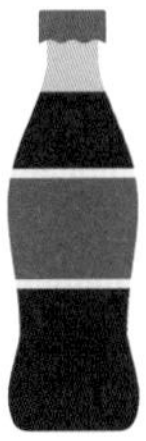

_____ 개

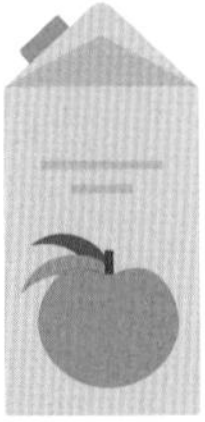

_____ 개

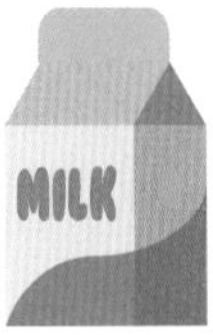

_____ 개

6 도형의 바깥면 모서리의 개수를 세어보세요.

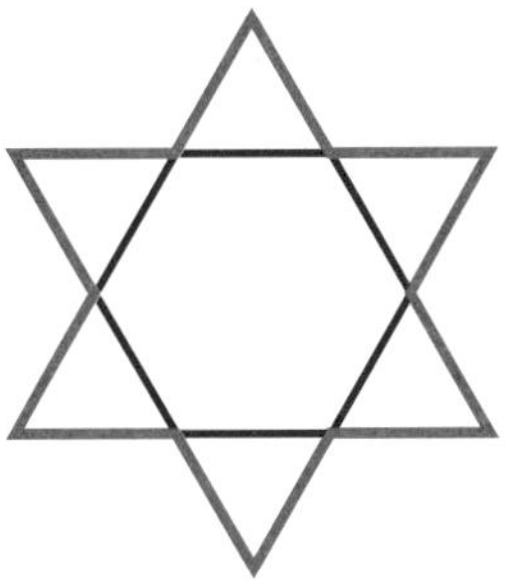

12 개

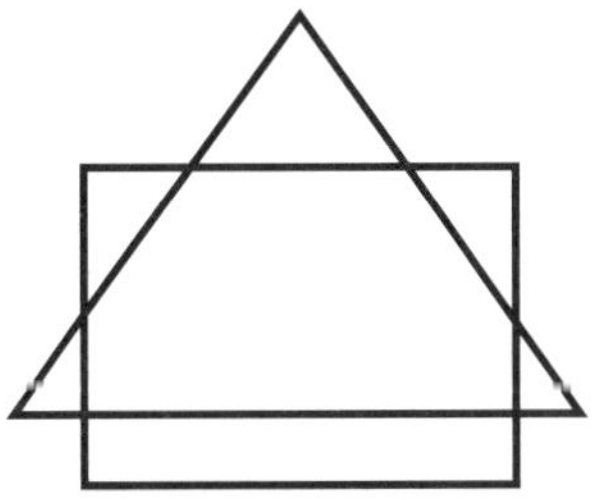

_____ 개

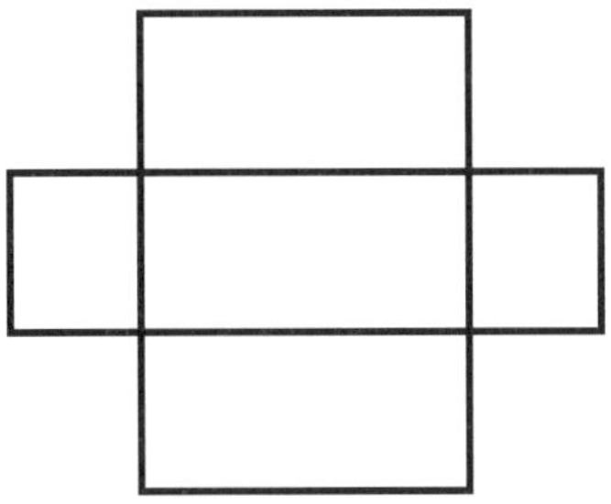

_____ 개

7 제시된 단어의 반대말을 써보세요.

덥다 ——

입구 ——

작다 ——

높다 ——

8 오늘 본 그림을 찾아보세요. (1개)

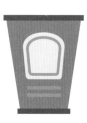 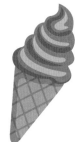 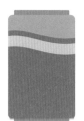

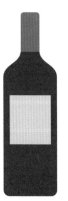 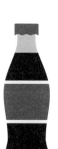 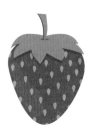

Brain activation program

펠 브레인

오늘은 _____ 년 ____ 월 ____ 일 입니다. (학습소요시간 : ____ 분 ____ 초)

1 은행에서 통장을 새로 만들려고 합니다. 4자리 임시비밀번호를 아래와 같이 은행에서 주었습니다. 비밀번호를 잘 기억하세요.

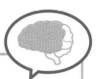

1 ᨖ	2 ABC	3 DEF
4 GHI	5 JKL	6 MNO
7 PQRS	8 TUV	9 WXYZ
*	0 +	#

1 4 6 8

2 그림을 그리고 있습니다. 빠진 부분을 그려 넣으세요.

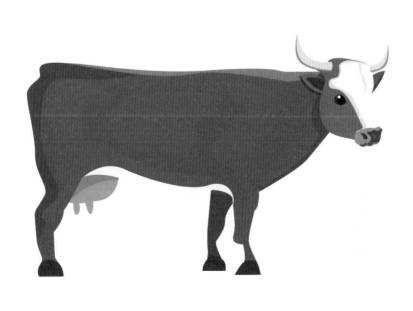

3 계산하여 답을 쓰세요.

$5 + 8 =$

$18 - 3 =$

$4 + 9 - 2 =$

$7 - 6 + 12 =$

4 동물들의 다리가 안 보입니다.
이 동물들은 몇 개의 다리를 가지고 있을 까요?

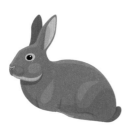

개

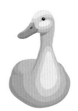

개

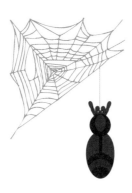

개

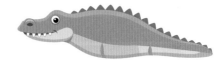

개

5 앞장 ❶에서 만든 통장의 비밀번호를 기억해서 써보세요.

1 QO	2 ABC	3 DEF
4 GHI	5 JKL	6 MNO
7 PQRS	8 TUV	9 WXYZ
*	0 +	#

＿＿＿ ― ＿ ― ＿ ― ＿＿＿

6 연필과 지우개의 개수를 똑같이 하려고 합니다.
연필이 몇 개 더 필요한가요?

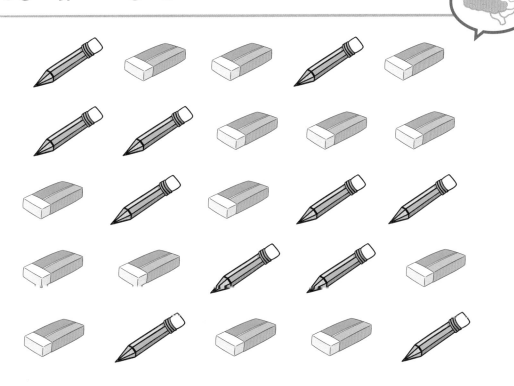

연필과 지우개의 개수가 같으려면 연필이

＿＿＿＿＿ 개 더 필요합니다.

7 그림의 명칭을 써 넣으세요.

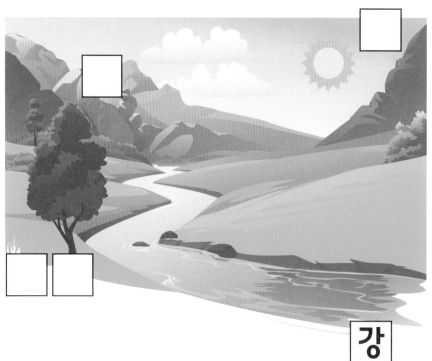

강

8 집에 갑자기 불이 났습니다. 어디에 연락을 해야 할까요?
응급 전화번호를 써보세요.

필 브레인
Brain activation program

13

오늘은 _____ 년 ____ 월 ____ 일 입니다. (학습소요시간 : ____ 분 ____ 초)

1 그림을 기억하여 찾는 문제입니다. 다음 그림을 기억하세요.

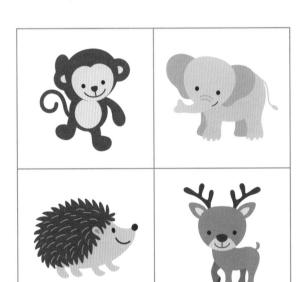

2 제시된 선인장 중 다른 모양을 찾아 ○표 하세요.

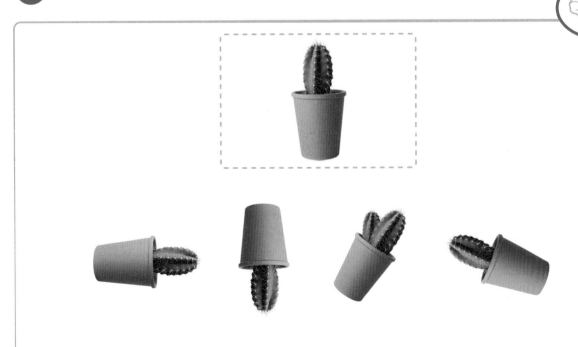

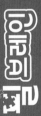

3 발이 2개인 것에 ○표 하세요.

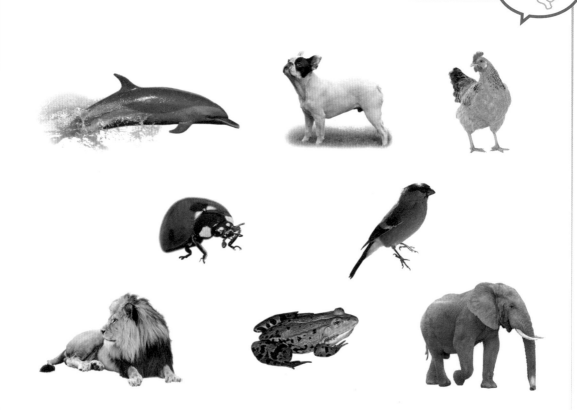

4 집안의 물건을 정리하려고 합니다.
같은 곳에 있어야 하는 것끼리 연결해 보세요.

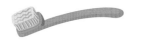 · · 우산

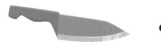 · · 텔레비젼

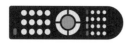 · · 치약

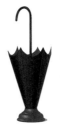 · · 도마

5 앞장 **1**에서 본 그림을 기억하여 찾아보세요.

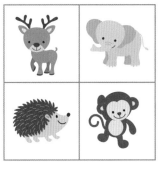
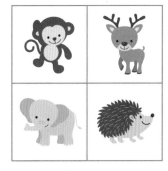

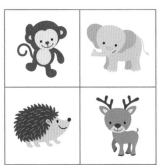
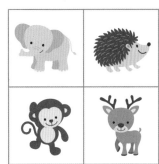

6 같은 금액끼리 연결해 보세요.

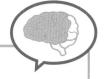

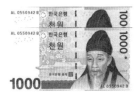 ·   ·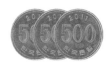

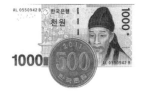 ·   ·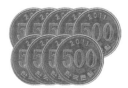

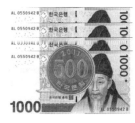 ·   ·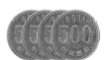

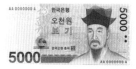 ·   ·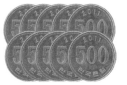

고생 끝에 낭이 온다.

텔레비전   칼   치약   도마

칫솔   우산

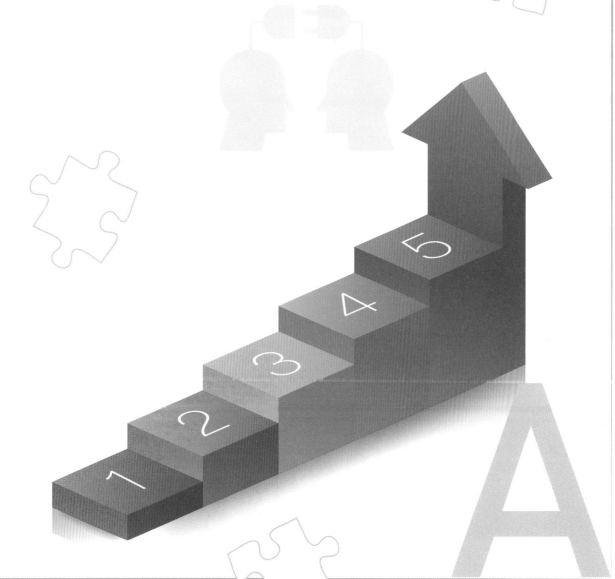

1 아래있는 교통 안내 표지판과 그 의미를 기억하세요.

보행자 전용도로
자전거전용
어린이보호
횡단보도

2 아래 그림에서 비어있는 부분을 찾아서 넣어주세요.

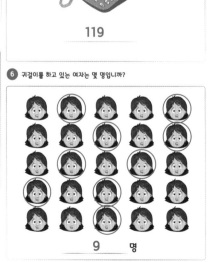

3 아래 그림을 보고 질문에 답하세요.

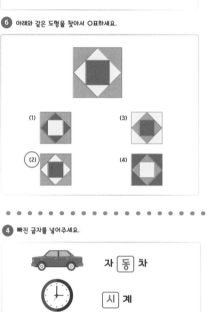

아버지가 만들고 있는 것은 무엇인가요?   개집

강아지는 몇 마리가 있나요?   2마리

4 숫자를 표현한 것입니다. 같은 것끼리 선으로 연결해보세요.

7 •   • 삼
8 •   • 하나
1 •   • 칠
5 •   • 여덟
3 •   • 오

5 앞장 **1**에서 본 교통 안내표지판과 그 내용이 잘못 연결된 것을 고르세요.

보행자 전용도로
자전거횡단 · 자동차횡단
어린이보호
횡단보도

6 아래와 같은 도형을 찾아서 ○표하세요.

(1)   (3)
(2)   (4)

7 겨울과 관련된 단어를 5개 쓰세요.

눈
눈사람
장갑
목도리
코트

*이외에도 겨울과 관련된 모든 것들이 답입니다.

8 아래 표지판은 무엇을 의미하는 건지 써보세요.

보행자 전용도로   자전거 횡단   어린이 보호

---

1 응급시 이용하는 전화번호입니다. 잘 기억했다가 필요할 때 사용하려고 합니다. 따라 읽어보고 기억하세요.

불이 났을 때 119

도둑이 들어왔을 때 112

응급환자가 발생했을 때 119

2 아래 동물의 그림자로 맞는 것을 골라보세요.

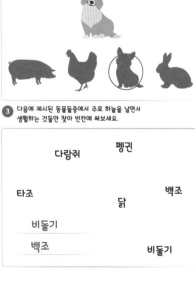

3 다음에 제시된 동물들중에서 주로 하늘을 날면서 생활하는 것들만 찾아 빈칸에 써보세요.

다람쥐   펭귄

타조   백조
        닭

비둘기

백조   비둘기

4 빠진 글자를 넣어주세요.

자 **동** 차
시 계
물 레 **방** 아
자 전 거

5 혼자 있는데 갑자기 가슴이 아프면서 숨을 쉴수가 없습니다. 도움을 요청하려고 합니다. 어디에 연락을 해야 할까요? 연락할 전화번호를 써보세요.

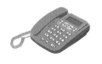

119

6 귀걸이를 하고 있는 여자는 몇 명입니까?

9 명

7 아래 숫자들 중에서 짝수에만 ○표 하고 몇개가 있는지 쓰세요.

④	45	②	65	13	43
7	5	1	㉞	④	45
13	3	④	23	㉞	㊱
43	②	㊶	51	3	㉞
⑧	㉜	31	11	29	②
㉞	㉖	11	②	33	㉚

17 개

8 오늘 본 그림이 아닌 것을 골라보세요.

1 숫자를 기억하여 찾는 문제입니다. 아래 숫자를 순서대로 기억하세요.

7 6 4 9

2 색깔구슬 목걸이입니다. 빨간색 구슬에 있는 숫자만 골라서 작은 수 부터 순서대로 써보세요.

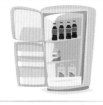

1 4 5 6 7

3 어색한 부분을 찾아 ○표 하세요.(3개)

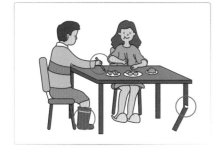

4 아래 그림에 있는 동물들의 다리 개수를 모두 합하면 몇 개입니까?

18 개

5 앞장 **1** 에서 기억한 숫자 카드를 순서대로 써보세요.

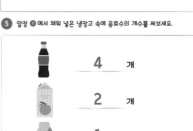

7 6 4 9

6 아래 그림과 같아지도록 비어 있는 부분을 채워 넣으세요.

7 다음 그림과 이름의 초성을 보고 나머지 부분을 완성하세요.

미 끄 럼 틀
주 전 자
폭 포
파 인 애 플

8 오늘 나온 그림이 아닌 것을 골라 보세요. (2개)

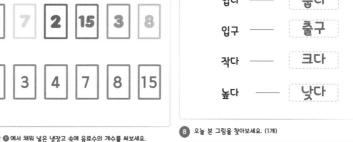

---

1 냉장고에 음료수를 채워넣었습니다. 어떤 음료수를 얼마나 채웠는지 잘 보고 기억하세요.

2 미술관에 그림을 감상하러 왔습니다. 비슷한 그림중에 다른 것이 있습니다. 다른 하나를 찾아보세요.

3 계산하여 답을 쓰세요.

6 - 2 = 4

9 + 3 = 12

4 + 6 + 2 = 12

6 - 2 + 4 = 8

4 6개의 숫자 카드가 있습니다. 작은 것부터 큰 순서대로 정렬해서 써보세요.

4 7 2 15 3 8

2 3 4 7 8 15

5 앞장 **1** 에서 채워 넣은 냉장고 속에 음료수의 개수를 써보세요.

4 개

2 개

1 개

6 도형의 바깥면 모서리의 개수를 세어보세요.

12 개

13 개

12 개

7 제시된 단어의 반대말을 써보세요.

덥다 —— 춥다

입구 —— 출구

작다 —— 크다

높다 —— 낮다

8 오늘 본 그림을 찾아보세요. (1개)

1 은행에서 통장을 새로 만들려고 합니다. 4자리 임시비밀번호를 아래와 같이 은행에서 주었습니다. 비밀번호를 잘 기억하세요.

1 4 6 8

2 그림을 그리고 있습니다. 빠진 부분을 그려 넣으세요.

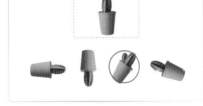

3 계산하여 답을 쓰세요.

5 + 8 = 13

18 - 3 = 15

4 + 9 - 2 = 11

7 - 6 + 12 = 13

4 동물들의 다리가 안 보입니다.
이 동물들은 몇 개의 다리를 가지고 있을 까요?

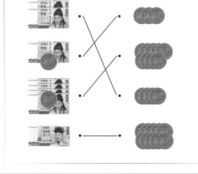

4 개   2 개

8 개   4 개

5 앞장 ❶에서 만든 통장의 비밀번호를 기억해서 써보세요.

1 4 6 8

6 연필과 지우개의 개수를 똑같이 하려고 합니다.
연필이 몇 개 더 필요한가요?

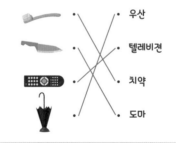

연필과 지우개의 개수가 같으려면 연필이
__3__ 개 더 필요합니다.

지우개 14개, 연필 11개

7 그림의 명칭을 써 넣으세요.

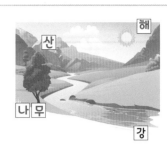

해   산   나 무   강

8 집에 갑자기 불이 났습니다. 어디에 연락을 해야 할까요?
응급 전화번호를 써보세요.

119

---

1 그림을 기억하여 찾는 문제입니다. 다음 그림을 기억하세요.

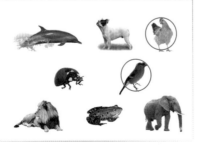

2 제시된 선인장 중 다른 모양을 찾아 O표 하세요.

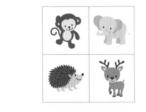

3 발이 2개인 것에 O표 하세요.

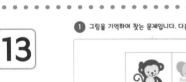

4 집안의 물건을 정리하려고 합니다.
같은 곳에 있어야 하는 것끼리 연결해 보세요.

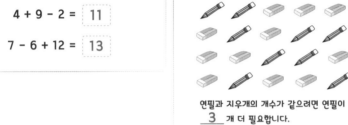

우산   텔레비젼   치약   도마

5 앞장 ❶에서 본 그림을 기억하여 찾아보세요.

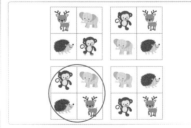

6 같은 금액끼리 연결해 보세요.

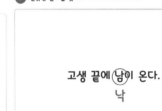

7 잘못된 글자를 찾아서 표시하고 고쳐보세요.

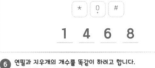

고생 끝에 남이 온다.
낙

8 오늘 나온 낱말이 아닌 것을 골라 보세요. (2개)

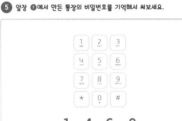

텔레비젼   칼   치약   도마

칫솔   우산

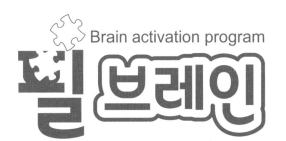
Brain activation program

15

오늘은 _____ 년 ____ 월 ____ 일 입니다. (학습소요시간 : ____ 분 ____ 초)

1 필요한 물건을 찾기위해 서랍을 열었습니다.
어떤 물건이 있는지 기억해 두세요.

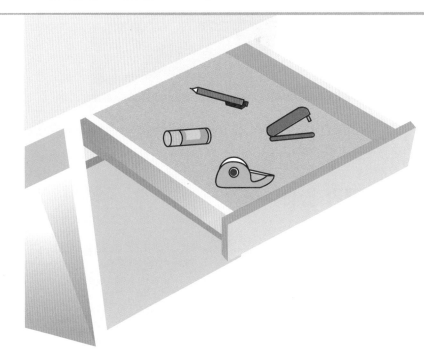

2 아래 그림을 보고 거꾸로 놓여있는 성냥개비 ┃의 개수를 세어보세요.

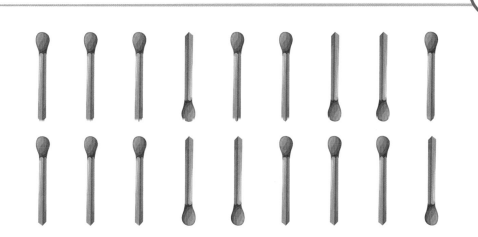

개

사진을 보고 질문에 답하세요

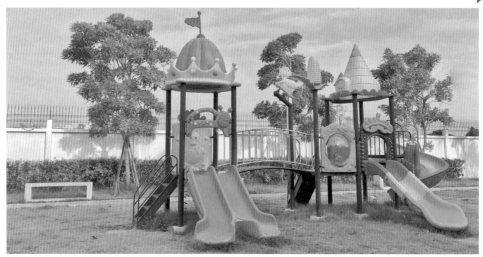

이곳은 어디입니까? _____

미끄럼틀에 미끄럼은 몇 개가 있습니까? _____

나무는 몇그루가 있습니까? _____

4 계산하여 답을 쓰세요.

$$3 + 9 = \boxed{}$$

$$17 - 8 = \boxed{}$$

$$6 + 14 = \boxed{}$$

$$7 + 5 = \boxed{}$$

5 앞장 **❶**에서 사랍을 열었을 때 있었던 물건을 기억하시나요? 아래 물건들중 서랍속에 있었던 물건이 <u>아닌</u> 것을 2개 골라주세요.

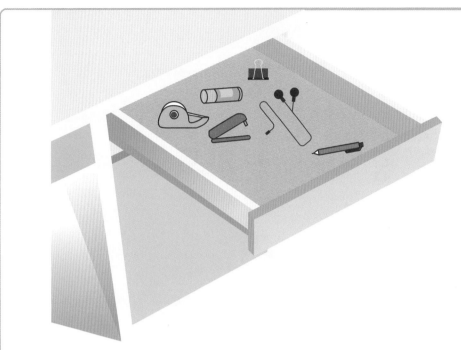

6 다른 모양을 찾아보세요.

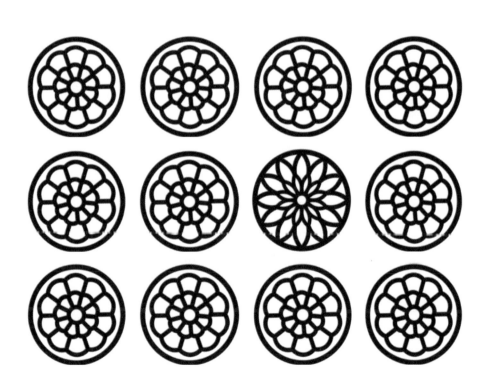

7 초성과 나머지 글자를 보고 어떤 낱말을 의미하는지 써보세요.

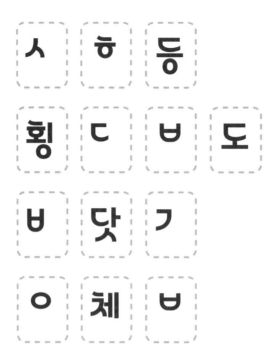

ㅅ ㅎ 듬

횡 ㄷ ㅂ 도

ㅂ 닷 ㄱ

ㅇ 체 ㅂ

8 오늘 본 물건이 <u>아닌</u> 것을 골라 보세요.

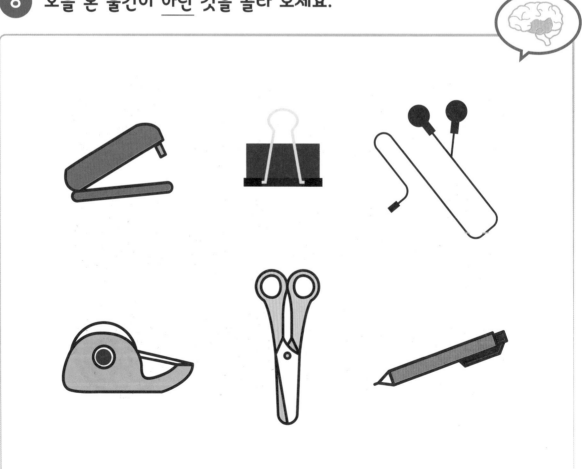

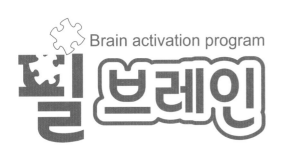

오늘은 _____ 년 ____ 월 ____ 일 입니다. (학습소요시간 : ____ 분 ____ 초)

1 친구와 만나기로 약속을 하고 지하철을 타기위해 내려와서
보는 모습입니다. 지하철을 타면 약속장소까지 10분정도 걸립니다.
지하철역의 모습을 기억하세요.

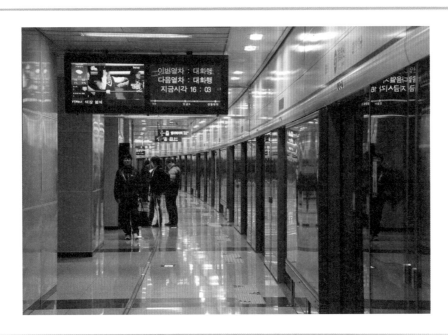

2 숫자 순서에 따라 선을 연결해 보세요.

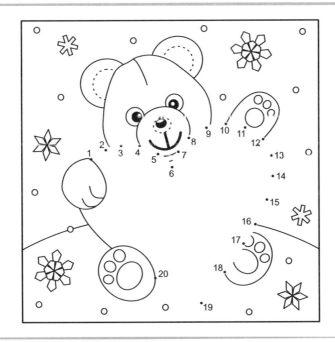

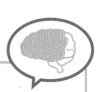

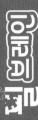

3 점의 개수는 숫자를 의미합니다. 다음을 계산해 보세요.

예제)

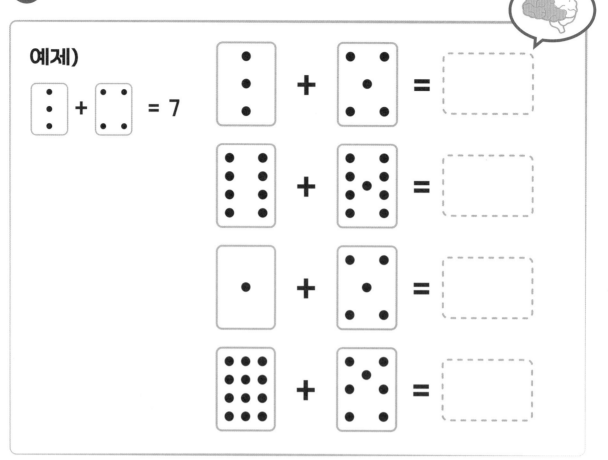

4 계산하여 빈칸에 답을 쓰세요.

오징어 튀김을 하려고 오징어를 사왔습니다.
값이 싼 오징어를 샀더니 다리가 많이 떨어져서
제각각입니다. 오징어 튀김은 다리로만 하려고 합니다.
오징어 다리의 개수를 세어서 몇 개나 만들 수 있는지
계산하여 빈칸에 쓰세요.

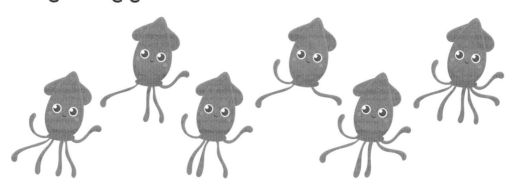

개

5 앞장 **①**에서 본 사진을 기억하고 대답해 보세요.

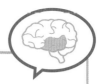

1. 친구와 만나기로 한 약속장소로 가기 위한 교통수단을 이용하는 이곳은 어디입니까?

_____

2. 이곳에서 타는 교통수단을 이용하면 약속장소까지는 얼마나 걸립니까?

_____

6 두 그림 사이에 다른 곳 4개를 찾으세요.

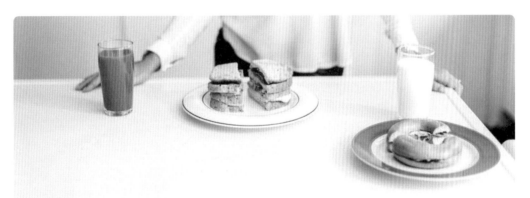

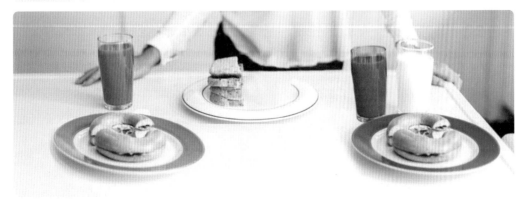

7 끝말잇기를 해보세요.

강아지 — 지		
소파 — 파		
색연필 — 필		
책장 — 장		

8 과일이름 10개를 써보세요.

1 _____   6 _____

2 _____   7 _____

3 _____   8 _____

4 _____   9 _____

5 _____   10 _____

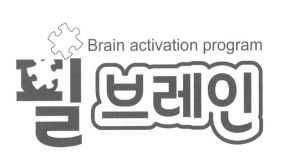

오늘은 _____ 년 ____ 월 ____ 일 입니다. (학습소요시간 : ____ 분 ____ 초)

1 그림카드 맞추기 놀이중입니다.
아래 그림카드의 위치와 그림을 기억하세요.

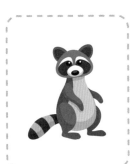 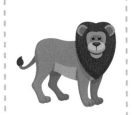 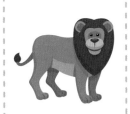 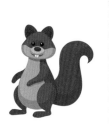

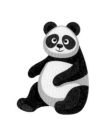 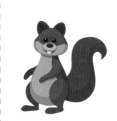 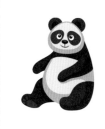 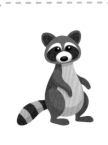

2 점선을 중심으로 대칭이 되도록 나머지 반을 그려 주세요.

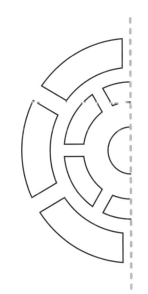

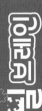

3 집에 손님이 방문했습니다. 커피를 대접하기위해 준비중입니다.
커피 뒷면에 보니 다음과 같은 설명이 있었습니다.
커피를 타는 순서대로 정렬해 보세요.

A	B	C	D
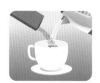	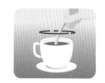		
낱개포장된 커피 한 개를 컵에 넣고 끓인 물을 넣습니다.	커피가 골고루 섞일 수 있도록 티스푼으로 잘 저어줍니다.	맛있게 마십니다.	물을 끓입니다.

커피타는 순서

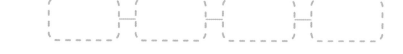

4 계산하여 답을 쓰세요.

$$5 + 4 + 9 = \boxed{}$$

$$2 + 4 + 2 = \boxed{}$$

$$9 + 12 - 6 = \boxed{}$$

$$10 - 5 - 2 = \boxed{}$$

앞장 ❶에서 본 그림카드가 모두 뒤집어져 있습니다.
지금 보이는 한 장의 카드와 같은 카드는 어느 카드였나요?

1	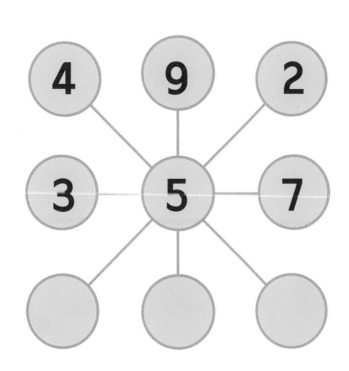	3	4
5	6	7	8

6 마방진 게임을 하려고 합니다. 마방진은 1~9의 숫자를 하나씩만 넣어서
가로, 세로, 대각선의 합이 15가 되도록 만들면 이기는 게임입니다.
아래 빈 칸에 알맞은 숫자를 넣어서 완성해주세요.

4 9 2

3 5 7

○ ○ ○

7 단어를 설명하는 말과 그 단어를 이용한 문장입니다.
빈칸에 알맞은 단어를 써보세요.

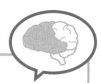

물에사는 고기를 말합니다.
□□□는 물을 떠나 살 수 없다.

발로 밟아서 남은 발 모양의 자국을
말합니다. 하얀 눈 위에 구두□□□

8 오늘 나온 그림이 <u>아닌</u> 것을 2개 찾아보세요.

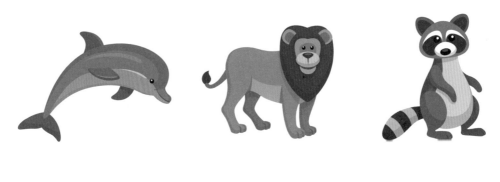

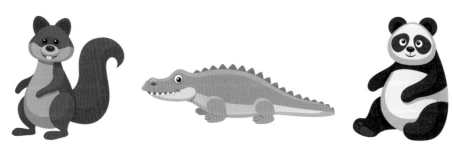

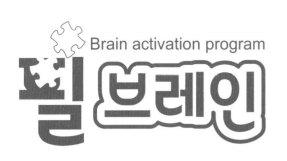
Brain activation program

18

오늘은 _____ 년 _____ 월 _____ 일 입니다. (학습소요시간 : _____ 분 _____ 초)

1 친구와 만나기로한 날을 달력에 표시해 놓았습니다.
만나기로한 날짜를 기억하세요.

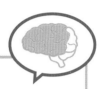

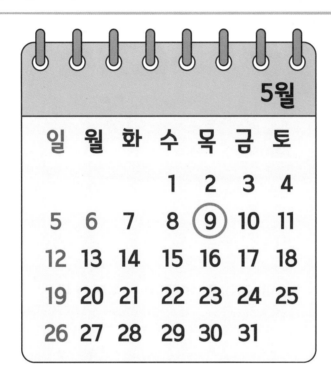

5월

일	월	화	수	목	금	토
			1	2	3	4
5	6	7	8	⑨	10	11
12	13	14	15	16	17	18
19	20	21	22	23	24	25
26	27	28	29	30	31	

2 성냥개비를 움직여서 다른 글자를 만들려고 합니다. 최대로 움직일 수 있는
성냥개비는 2개입니다. 아래 글자를 어떤 글자로 바꿀 수있을까요?

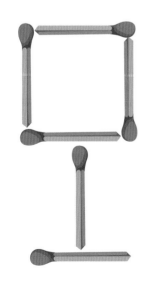

성냥개비를 _____ 개 움직여서

모를 _____ 로 바꿀수 있습니다.

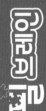

3 목장에 갔습니다. 서 있는 동물들의 다리를 세어서 써주세요.

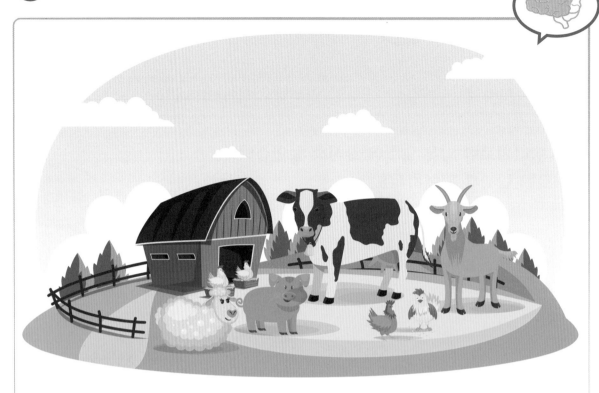

개

4 카드에 있는 점의 개수와 단어를 바르게 짝지어보세요.

하나 •

일곱 •

팔 •

오 •

열 •

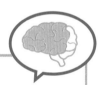

5 앞장 ❶에서 친구와 약속한 날을 표시했던 달력입니다.
언제 약속했는지 다시 한번 표시해 주세요.

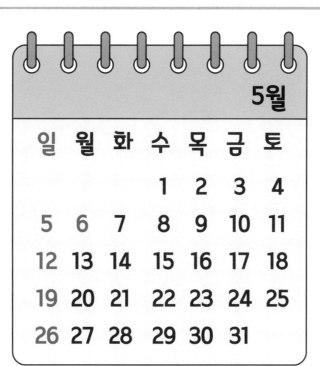

6 숨은 그림을 찾아서 ○표 하세요.

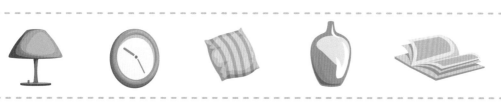

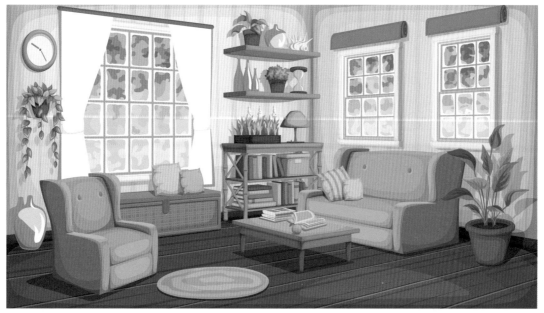

7 문장을 읽고 들어갈 낱말을 초성을 이용해서 찾아서 써보세요.

제주도에 가서 ㅎ ㄹ 산에 올랐습니다.

ㄱ ㅇ이 되니 나뭇잎들이 울긋불긋

색이 변하여 너무 아름다웠습니다.

8 빈칸에 써보세요.

친구와 "시장에 가면" 놀이를 하고 있습니다.
시장에 가면 살수 있는 물건을 번갈아 가며
이야기 합니다. 내 차례가 되어 넣으려고 합니다.
빈칸에 시장에 가면 살수 있는 것을 써보세요.

음료수 - ⬜ - 사과 - ⬜ -

볼펜 - ⬜ - 신발 - ⬜ -

앞치마 - ⬜ - 주걱

펠 브레인

Brain activation program

오늘은 _____ 년 ____ 월 ____ 일 입니다. (학습소요시간 : ____ 분 ____ 초)

1 길을 잃어버려서 한참을 헤메고 있는데 모르는 사람이 함께 길을 찾아 주었습니다. 고마워서 사례를 하려고 하는데 한사코 거절하며 가네요. 다음번에 만나면 사례를 하려고 합니다. 얼굴을 잘 기억하세요.

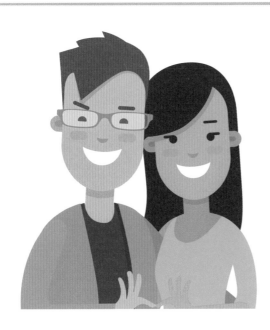

2 쌓기나무입니다. 모양이 다른 것을 찾아보세요.

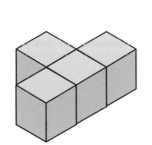 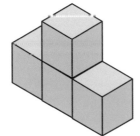 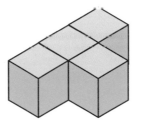 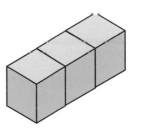

3 물건을 보고 주로 사용하는 곳과 연결해 주세요.

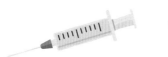 •   • 학교

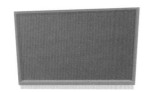 •   • 병원

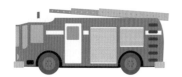 •   • 아파트공사장

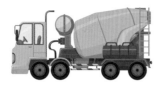 •   • 소방서

4 계산하여 답을 쓰세요.

$$3 + 12 = \boxed{}$$

$$4 + 9 = \boxed{}$$

$$5 + 2 = \boxed{}$$

$$38 + 12 = \boxed{}$$

5 명절이라 친척집에 갔는데 앞장 ❶에서 몇일전 길을 잃었을 때 도와주었던 부부를 만났습니다. 아래 부부들중에 어떤 부부 인가요?

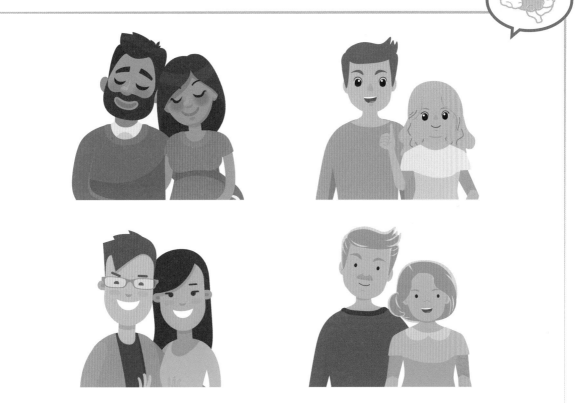

6 다음 그림들 중에서 웃고 있는 얼굴에 O표 하고 몇개인지 쓰세요.

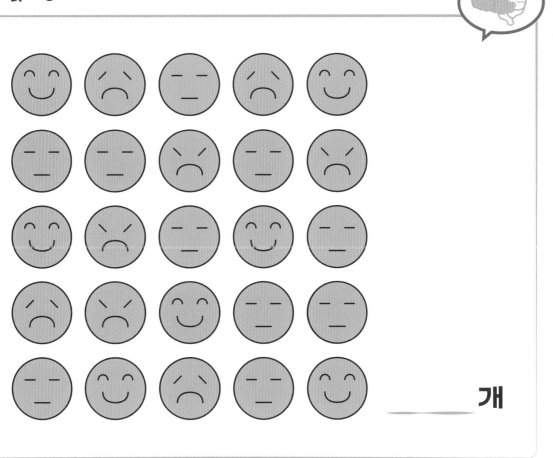

_____ 개

		신	발	끈		
			명			
		상	품	설	명	회
사	과				ㄷ	
	ㅅ				ㅅ	수	역
	ㅇ	ㄷ	막		당	
			ㄱ			
		ㅅ	원			

8 오늘 본 그림을 찾아서 O표 해주세요. (2개)

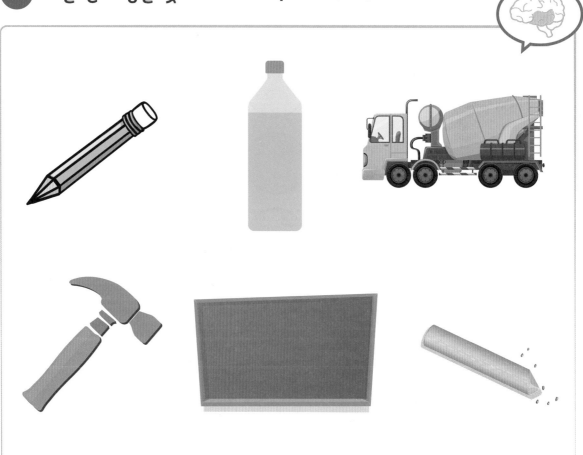

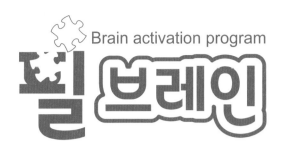
오늘은 _____ 년 ____ 월 ____ 일 입니다. (학습소요시간 : ____ 분 ____ 초)

1 아래 동그라미 판을 기억해 주세요.

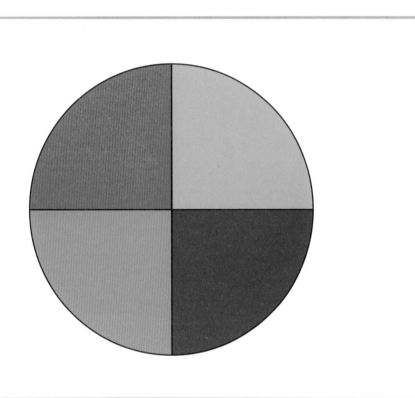

2 삼각형판을 연결해서 아래 입체도형을 만들었습니다. 삼각형판 몇 개가 필요할까요?

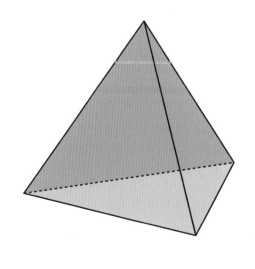

_____ 개

3 아래 상황을 보고 필요한 물건을 찾아서 ○표 해 주세요.

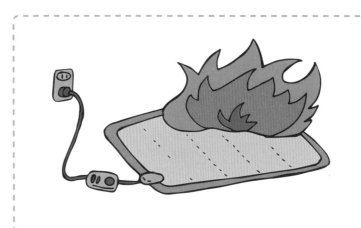

〈보기〉

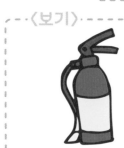 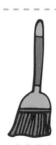 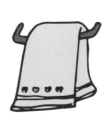 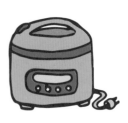

4 점의 개수는 숫자로 바꾸어서 다음을 계산해 보세요.

⠿ + 5 =

7 + ⠿ =

⠄ + ⠿ =

⠿ + 8 =

5 앞장 **1** 에서 본 동그라미 판을 찾아보세요.

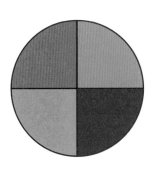 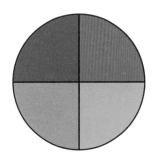

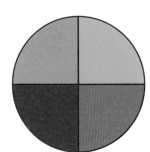 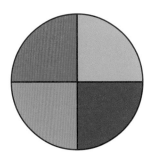

6 변 – 병 – 법 자를 순서대로 쓰려고 합니다. 중간에 그림이 나오면 그 순서에 해당하는 글자는 안 쓰고 넘어가면 됩니다. 아래 빈칸을 채워보세요.

예제) 변-병-법-변-♣ -법-변

□ - □ - □ - ♣ - □ - □ - □ - □ -

□ - ♣ - □ - □ - □ - □ - □ - □ - ♣

7 공통으로 사용되는 낱말을 찾아서 써보세요.

약이 모자를 일기를	——	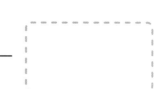

커피를 자동차를 상을	——	

8 우리나라 태극기입니다. 빠진 부분을 그려넣어주세요.

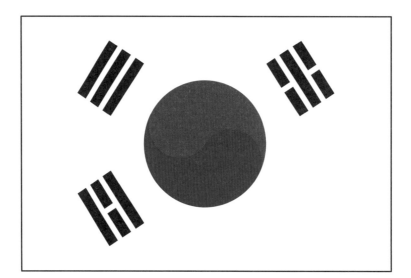

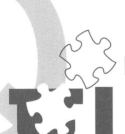

Brain activation program

퍌 브레인

답안지

15 ~ 20

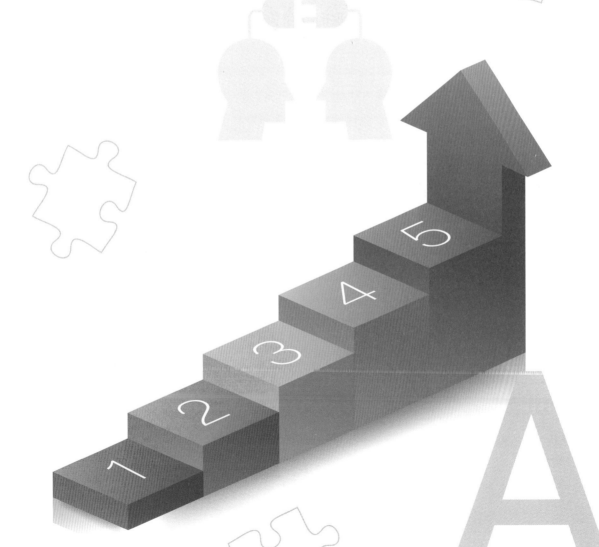

1 필요한 물건을 찾기위해 서랍을 열었습니다.
어떤 물건이 있는지 기억해 두세요.

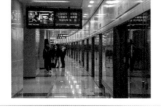

2 아래 그림을 보고 거꾸로 놓여있는 성냥개비 | 의 개수를 세어보세요.

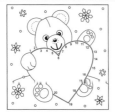

6 개

3 사진을 보고 질문에 답하세요

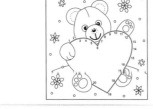

이곳은 어디입니까? **놀이터**

미끄럼틀에 미끄럼은 몇 개가 있습니까? **4개**

나무는 몇그루가 있습니까? **3그루**

4 계산하여 답을 쓰세요.

3 + 9 = 12

17 − 8 = 9

6 + 14 = 20

7 + 5 = 12

5 앞장 **1**에서 사람을 열었을 때 있었던 물건을 기억하시나요? 아래 물건들중 서랍속에 있었던 물건이 아닌 것을 2개 골라주세요.

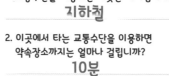

6 다른 모양을 찾아보세요.

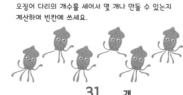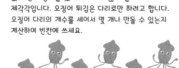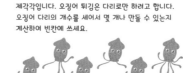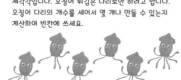

7 초성과 나머지 글자를 보고 어떤 낱말을 의미하는지 써보세요.

신	호	등
횡	단	보	도
바	닷	가
우	체	부

8 오늘 본 물건이 아닌 것을 골라 보세요.

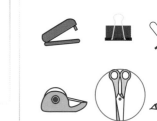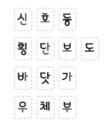

---

1 친구와 만나기로 약속을 하고 지하철을 타기위해 내려와서 보는 모습입니다. 지하철을 타면 약속장소까지 10분정도 걸립니다. 지하철역의 모습을 기억하세요.

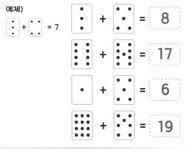

2 숫자 순서에 따라 선을 연결해 보세요.

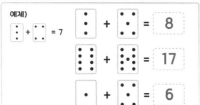

3 점의 개수는 숫자를 의미합니다. 다음을 계산해 보세요.

예제)

⚃ + ⚁ = 7

⚁ + ⚅ = 8

⚇ + ⚉ = 17

⚀ + ⚄ = 6

⚈ + ⚃ = 19

4 계산하여 빈칸에 답을 쓰세요.

오징어 튀김을 하려고 오징어를 사왔습니다.
값이 싼 오징어를 샀더니 다리가 많이 떨어져서
제각각입니다. 오징어 튀김은 다리로만 하려고 합니다.
오징어 다리의 개수를 세어서 몇 개나 만들 수 있는지
계산하여 빈칸에 쓰세요.

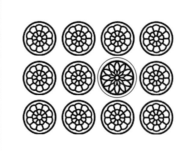

31 개

5 앞장 **1** 에서 본 사진을 기억하고 대답해 보세요.

1. 친구와 만나기로 한 약속장소로 가기 위한
교통수단을 이용하는 이곳은 어디입니까?
지하철

2. 이곳에서 타는 교통수단을 이용하면
약속장소까지는 얼마나 걸립니까?
10분

6 두 그림 사이에 다른 곳 4개를 찾으세요.

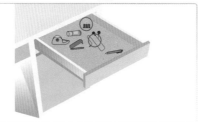

7 끝말잇기를 해보세요.

강아지	지하철	철도	도시락
소파	파 도	도 마	마차
색연필	필 통	통치	치안
책장	장 소	소나무	무사

*이 외에도 연결되는 단어는 모두 답입니다.

8 과일이름 10개를 써보세요.

1 사과   6 키위
2 배   7 딸기
3 감   8 토마토
4 귤   9 바나나
5 파인애플   10 포도

*이 외에도 과일이름은 모두 답입니다.

1 그림카드 맞추기 놀이중입니다.
아래 그림카드의 위치와 그림을 기억하세요.

2 점선을 중심으로 대칭이 되도록 나머지 반을 그려 주세요.

3 집에 손님이 방문했습니다. 커피를 대접하기위해 준비중입니다.
커피 뒷면에 보니 다음과 같은 설명이 있었습니다.
커피를 타는 순서대로 정렬해 보세요.

A	B	C	D
날개포장된 커피 한 개를 컵에 넣고 끓인 물을 넣습니다.	커피가 골고루 섞일 수 있도록 티스푼으로 잘 저어줍니다.	맛있게 마십니다.	물을 끓입니다.

커피타는 순서

D → A → B → C

4 계산하여 답을 쓰세요.

$5 + 4 + 9 = 18$

$2 + 4 + 2 = 8$

$9 + 12 - 6 = 15$

$10 - 5 - 2 = 3$

5 앞장 **1**에서 본 그림카드가 모두 뒤집어져 있습니다.
지금 보이는 한 장의 카드와 같은 카드는 어느 카드였나요?

1	🦁	③	4
5	6	7	8

6 마방진 게임을 하려고 합니다. 마방진은 1~9의 숫자를 하나씩만 넣어서
가로, 세로, 대각선의 합이 15가 되도록 만들면 이기는 게임입니다.
아래 빈 칸에 알맞은 숫자를 넣어서 완성해주세요.

```
  4   9   2
  3   5   7
  8   1   6
```

7 단어를 설명하는 말과 그 단어를 이용한 문장입니다.
빈칸에 알맞은 단어를 써보세요.

물에사는 고기를 말합니다.
물고기는 물을 떠나 살 수 없다.

발로 밟아서 남은 발 모양의 자국을
말합니다. 하얀 눈 위에 구두 발자국

8 오늘 나온 그림이 아닌 것을 2개 찾아보세요.

---

1 친구와 만나기로한 날을 달력에 표시해 놓았습니다.
만나기로한 날짜를 기억하세요.

5월

일	월	화	수	목	금	토
				1	2	3	4
5	6	7	8	⑨	10	11
12	13	14	15	16	17	18
19	20	21	22	23	24	25
26	27	28	29	30	31	

2 성냥개비를 움직여서 다른 글자를 만들려고 합니다. 최대로 움직일 수 있는
성냥개비는 2개입니다. 아래 글자를 어떤 글자로 바꿀수 있을까요?

성냥개비를 **1** 개 움직여서

모를 **무** 로 바꿀수 있습니다.

*2개를 움직여 '마' 또는 '머'로 바꿀수도 있습니다.

3 목장에 갔습니다. 서 있는 동물들의 다리를 세어서 써주세요.

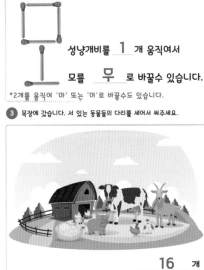

16 개

4 카드에 있는 점의 개수와 단어를 바르게 짝지어보세요.

하나
일곱
팔
오
열

5 앞장 **1**에서 친구와 약속한 날을 표시했던 달력입니다.
언제 약속했는지 다시 한번 표시해 주세요.

5월

일	월	화	수	목	금	토
				1	2	3	4
5	6	7	8	⑨	10	11
12	13	14	15	16	17	18
19	20	21	22	23	24	25
26	27	28	29	30	31	

6 숨은 그림을 찾아서 ○표 하세요.

7 문장을 읽고 들어갈 낱말을 초성을 이용해서 찾아서 써보세요.

제주도에 가서 한라 산에 올랐습니다.

가을이 되니 나뭇잎들이 울긋불긋

색이 변하여 너무 아름다웠습니다.

8 빈칸에 써보세요.

친구와 "시장에 가면" 놀이를 하고 있습니다.
시장에 가면 살 수 있는 물건을 번갈아 가며
이야기 합니다. 내 차례가 되어 넣으려고 합니다.
빈칸에 시장에 가면 살 수 있는 것을 써보세요.

음료수 - 라면 - 사과 - 굴 -
볼펜 화장지 - 신발 - 치마 -
앞치마 - 세제 - 주걱

*이 외에도 시장에서 볼 수 있는 물건은 모두 답입니다.

1 길을 잃어버려서 한참을 헤매고 있는데 모르는 사람이 함께 길을 찾아 주었습니다. 고마워서 사례를 하려고 하는데 한사코 거절하며 가네요. 다음번에 만나면 사례를 하려고 합니다. 얼굴을 잘 기억하세요.

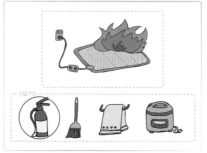

2 쌓기나무입니다. 모양이 다른 것을 찾아보세요.

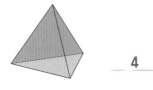

3 물건을 보고 주로 사용하는 곳과 연결해 주세요.

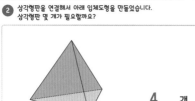

- 학교
- 병원
- 아파트공사장
- 소방서

4 계산하여 답을 쓰세요.

$3 + 12 = \boxed{15}$

$4 + 9 = \boxed{13}$

$5 + 2 = \boxed{7}$

$38 + 12 = \boxed{50}$

5 명절이라 친척집에 갔는데 앞장 **1** 에서 며칠전 길을 잃었을 때 도와주었던 부부를 만났습니다. 아래 부부들중에 어떤 부부 인가요?

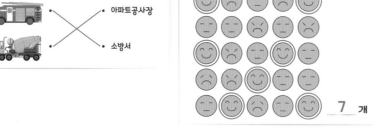

6 다음 그림들 중에서 웃고 있는 얼굴에 〇표 하고 몇개인지 쓰세요.

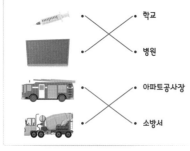

_7_ 개

7 낱말이 연결되도록 초성을 보고 써주세요.

		신	발	끈		
			명			
		상	품	설	명	회
사	과			동		
	수			성	수	역
	원	두	막	당		
	국					
	수	원				

8 오늘 본 그림을 찾아서 〇표 해주세요. (2개)

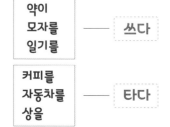

---

1 아래 동그라미 판을 기억해 주세요.

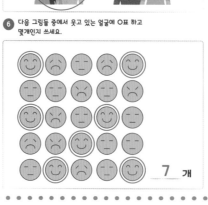

2 삼각형판을 연결해서 아래 입체도형을 만들었습니다. 삼각형판 몇 개가 필요할까요?

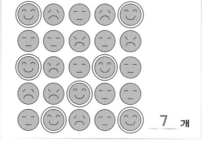

_4_ 개

3 아래 상황을 보고 필요한 물건을 찾아서 〇표 해 주세요.

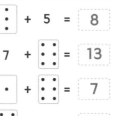

〈보기〉

4 점의 개수는 숫자로 바꾸어서 다음을 계산해 보세요.

⊞ + 5 = $\boxed{8}$

7 + ⊞ = $\boxed{13}$

· + ⊞ = $\boxed{7}$

⊞ + 8 = $\boxed{13}$

5 앞장 **1** 에서 본 동그라미 판을 찾아보세요.

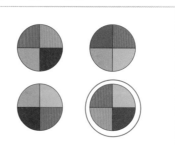

6 변 - 병 - 법 자를 순서대로 쓰려고 합니다. 중간에 그림이 나오면 그 순서에 해당하는 글자는 안 쓰고 넘어가면 됩니다. 아래 빈칸을 채워보세요.

예제) 변-병-법-변-♣-법-변

변-병-법-♣-병-법-변-병-

법-♣-병-법-변-병-법-변-♣

7 공통으로 사용되는 낱말을 찾아서 써보세요.

약이		
모자를	—	쓰다
일기를		

커피를		
자동차를	—	타다
상을		

8 우리나라 태극기입니다. 빠진 부분을 그려넣어주세요.

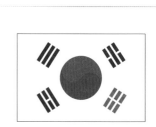

Brain activation program

펠 브레인

오늘은 _____ 년 ____ 월 ____ 일 입니다. (학습소요시간 : ____분 ____초)

1 식탁위에 물건들이 놓여 있습니다.
어떤 물건들이 있는지 잘 기억해 주세요.

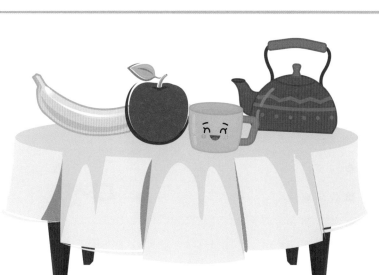

2 다음 중 태극기가 바르게 그려진 것을 찾아 보세요.

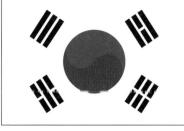
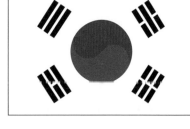

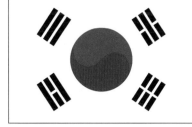
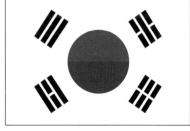

카드에 있는 점의 개수를 나타내는 말과 연결해 보세요.

· 일곱

· 여섯

· 여덟

· 다섯

4 계산하여 답을 쓰세요.

$$4 + 7 = \boxed{}$$

$$7 + 12 = \boxed{}$$

$$30 - 3 - 3 = \boxed{}$$

$$10 + 5 = \boxed{}$$

5 앞장 **1** 에서 본 식탁위에 있던 물건들로만 묶여 있는 것을 찾아보세요.

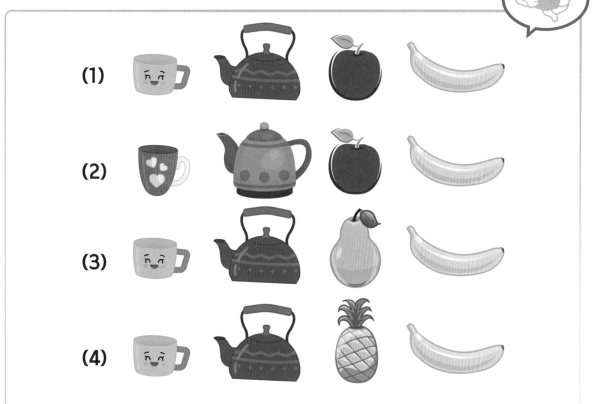

(1)

(2)

(3)

(4)

6 아래와 같은 그림을 찾아보세요.

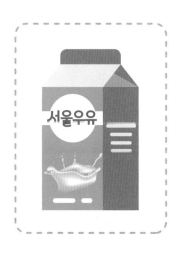

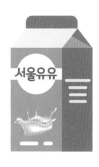 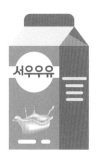 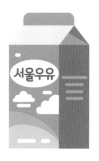

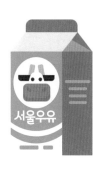 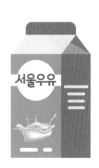 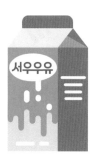

7 다음에서 잘못된 글자를 찾아서 고치세요

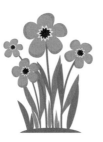

아름다운 곷

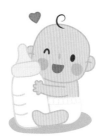

구여운 아기

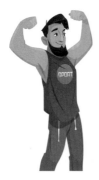

건강한 실체

맑은 해늘

8 오늘 나온 그림이 아닌 것 2개를 찾으세요.

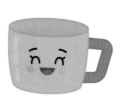

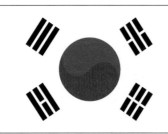

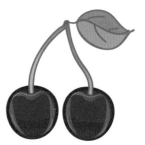

오늘은 _____ 년 ____월 ____일 입니다. (학습소요시간 : ____분 ____초)

1 집 비밀번호를 변경했습니다.
아래 비밀번호를 잘 기억했다가 집에 들어갈 때 사용하십시오.

> 2 6 7 0

2 선을 중심으로 대칭이 되도록 나머지 반을 왼손을 사용하여
그려 주세요. (왼손잡이는 오른손으로 그려주세요)

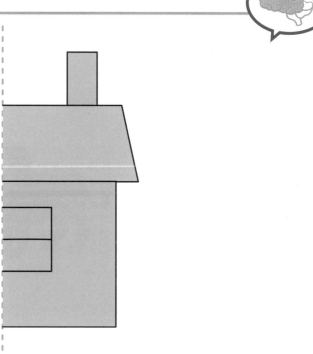

3 주먹밥을 만드는 순서입니다. 그림을 보고 만들어진 순서대로
1번부터 4번까지 번호를 써주세요.

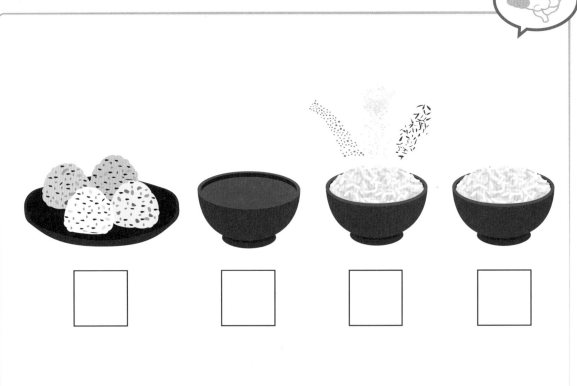

☐ ☐ ☐ ☐

4 아래 동물들의 다리를 세어보세요. 동물들이 가지고 있는 전체
다리는 몇 개 입니까?

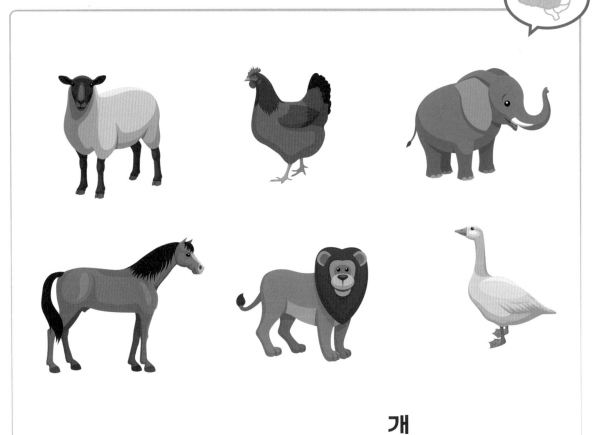

개

5 집에 들어가려고 합니다.
앞장 ❶에서 본 번호를 기억하여 비밀번호를 써보세요

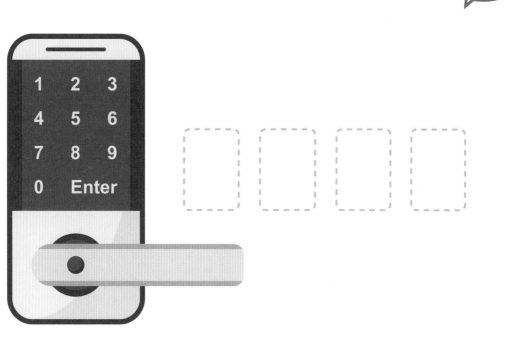

6 총 얼마의 돈이 있나요? 계산하여 써보세요.

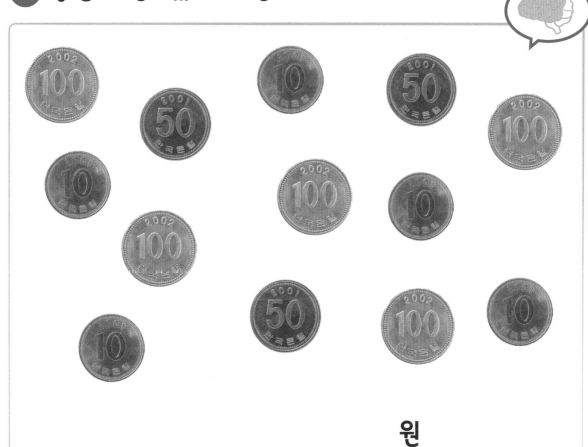

_____ 원

7 끝말잇기를 해보세요.

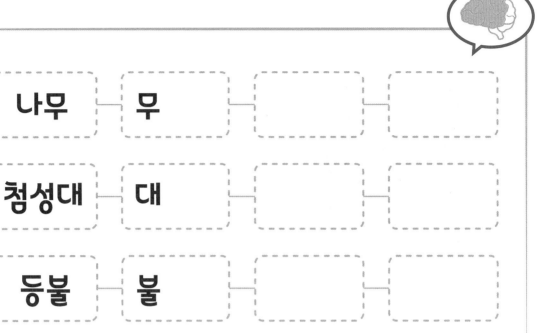

나무	무		
첨성대	대		
등불	불		
돛단배	배		

8 동물이름을 10개이상 쓰세요.

1. _____   6. _____

2. _____   7. _____

3. _____   8. _____

4. _____   9. _____

5. _____   10. _____

필 브레인

Brain activation program

24

오늘은 _____ 년 ____ 월 ____ 일 입니다. (학습소요시간 : ____ 분 ____ 초)

1 아래 단어들을 기억하세요.

운동장	운동화
우산	물병

2 벌집에 몇 마리의 벌이 있을까요? 세어보세요.

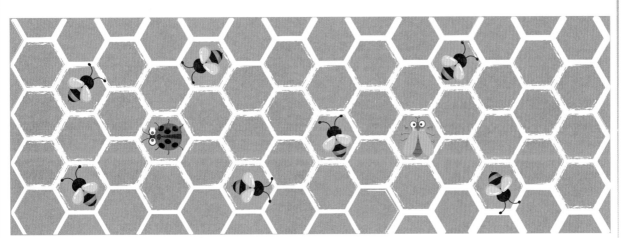

_____ 마리

3 사진의 풍경을 주로 볼 수 있는 계절을 연결해 주세요.

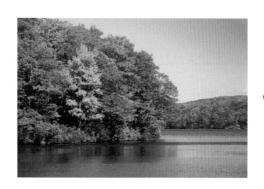

• 봄

•

• 여름

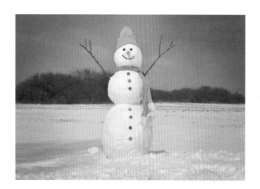

• 가을

•

• 겨울

4 계산하여 답을 쓰세요.

$$4 + 5 + 2 = \boxed{}$$

$$5 + 6 + 3 = \boxed{}$$

$$80 - 8 - 8 = \boxed{}$$

$$2 + 9 - 8 = \boxed{}$$

앞장 ① 에서 기억했던 단어가 모두 들어 있는 그림으로
묶인 것을 찾아서 〇표 하세요.

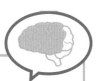

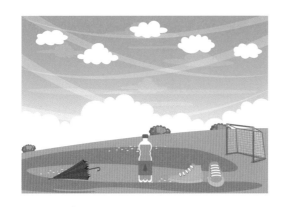
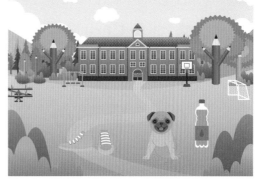
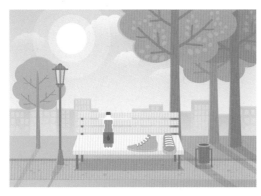
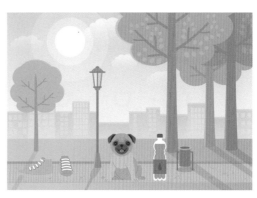

6 보기의 물건을 그림에서 찾아 보세요.

〈보기〉

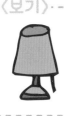

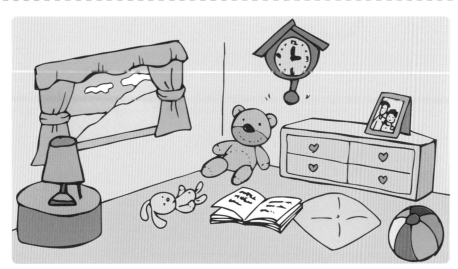

7 단어들의 초성을 보고 알맞은 낱말을 만들어 보세요.

ㅈ	우	ㄱ
ㅇ	동	ㅎ
농	ㄱ	ㅈ
할	ㅁ	ㄴ

_____

_____

_____

_____

8 단어들의 묶음에서 나머지와 성질이 <u>다른</u> 것을 찾아서 O표 해주세요.

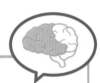

닭	오리
백조	(호랑이)

고래	고양이
사자	강아지

사과	당근
배	감

엄마	아빠
언니	삼촌

필 브레인

Brain activation program

오늘은 _____년 ____월 ____일 입니다. (학습소요시간 : ____분 ____초)

1 집에 음료수가 없어서 음료수를 샀습니다. 음료수의 종류와 갯수를 기억해 놓으세요.

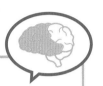

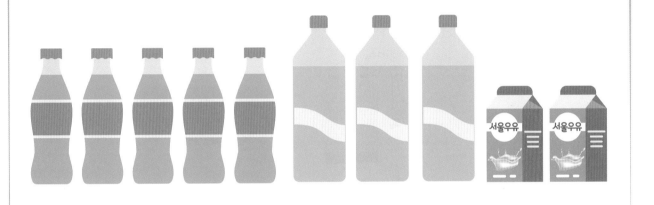

2 나머지와 <u>다른</u> 그림을 찾아보세요.

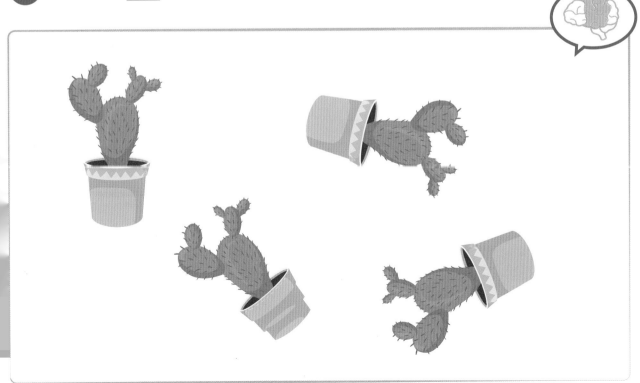

3 아이가 물에 빠졌습니다. 제일 먼저 필요한 물건이 무엇일까요?
찾아서 ○표 하세요.

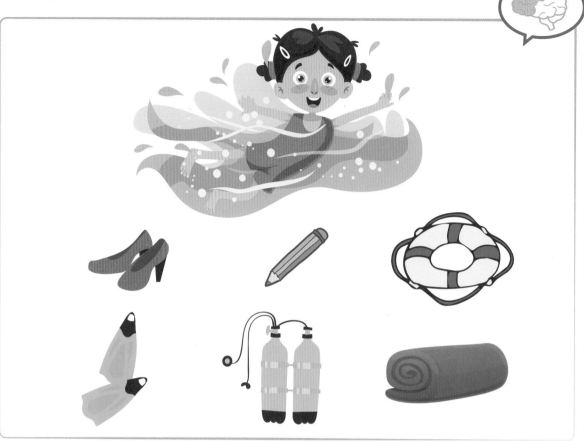

4 다음 중 원래 색이 노란색인 과일만 찾아서 ○표 하세요.

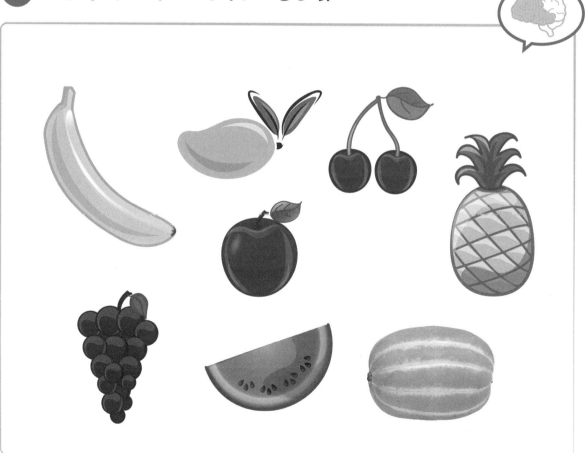

5 앞장 ❶ 에서 산 음료수입니다. 몇 개를 샀었는지 기억해서 써보세요.
앞에서 산 음료수가 아니라면 0개로 표시하면 됩니다.

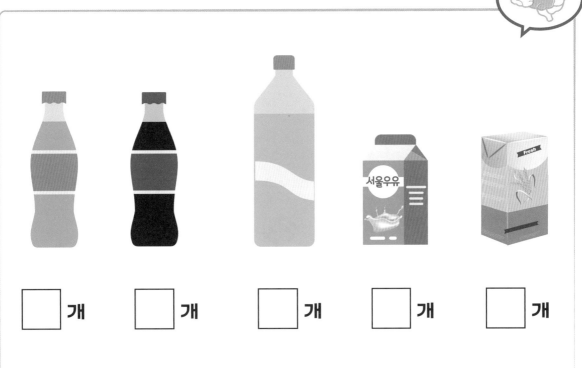

☐ 개 　 ☐ 개 　 ☐ 개 　 ☐ 개 　 ☐ 개

6 글자들 속에서 아래 단어를 찾아서 ○표 하세요.

등대　담요　엘리베이터　사물놀이　거울　로보트

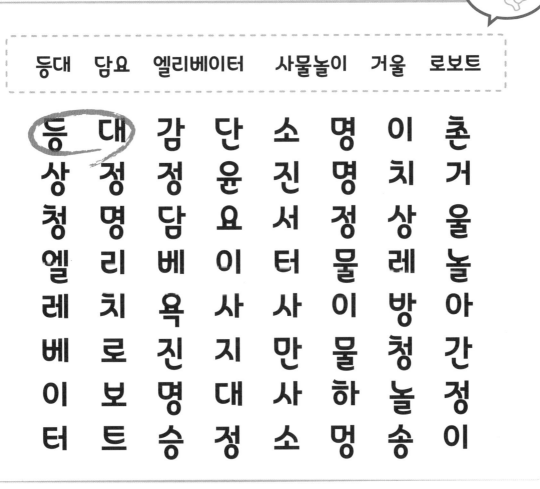

7 흩어져 있는 단어 카드가 있습니다. 아래 단어카드를 조합해서 낱말을 5개 이상 만들어 보세요. 하나의 낱말카드는 여러번 사용해도 됩니다.

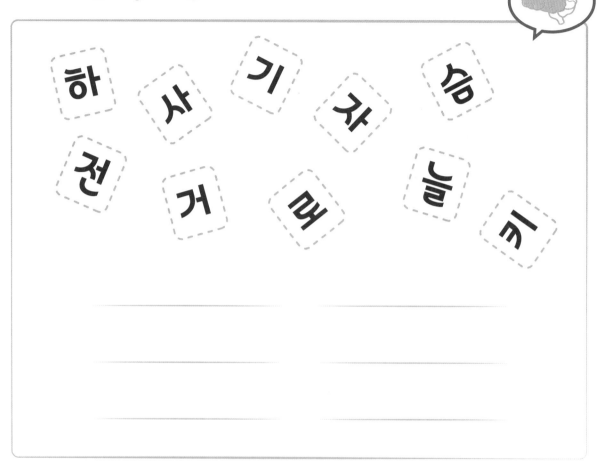

하 사 기 자 습
전 거 떠 늘 티

_____

_____

_____

8 오늘 나온 그림이 <u>아닌</u> 것이 3개 있습니다. 찾아서 O표 해주세요.

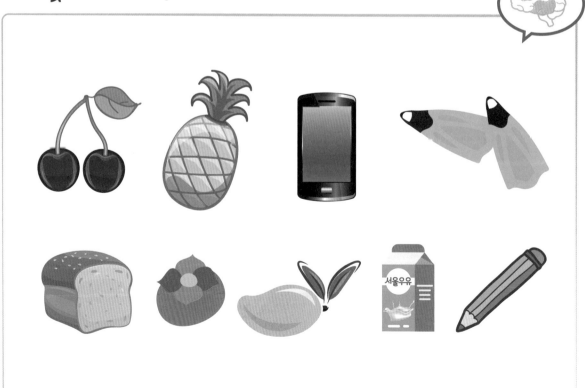

Brain activation program
필 브레인

오늘은 _____ 년 ____ 월 ____ 일 입니다. (학습소요시간 : ____ 분 ____ 초)

1 가족생일 모임이 있어서 아래와 같이 문자메세지를 받았습니다.
잘 보고 가족 모임날짜와 시간을 기억하세요.

> 가족모임
> 8월 25일 오후 7시에
> 종로 정갈한정식에서
> 생일 모임을 하려고
> 합니다. 잊지 마시고
> 참석해 주세요.

2 벌들이 사는 벌집입니다. 같은 종류의 벌들은 같은 모양의 벌집에
산다고 합니다. 총 몇 종류의 벌들이 살고 있을까요?

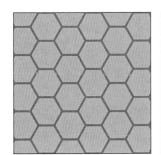 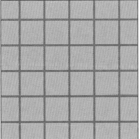 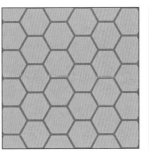 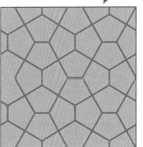

벌집의 모양의 _____ 가지 이므로,

_____ 종류의 벌이 살고 있습니다.

3 아래 그림에 있는 계절에 필요한 용품을 골라보세요.

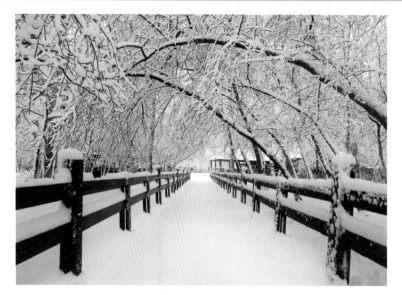

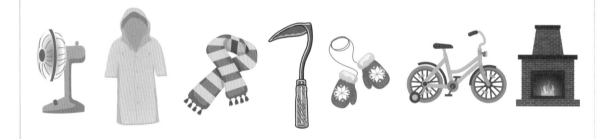

4 계산하여 답을 쓰세요.

$$4 + 6 + 8 = \boxed{}$$

$$9 + 21 - 3 = \boxed{}$$

$$2 + 3 + 4 = \boxed{}$$

$$80 - 2 - 4 = \boxed{}$$

5 앞장 **①** 에서 본 문자메세지의 생일 모임을 달력에 표시하려고 합니다.
모임 날짜를 달력에 표시하고 모임 시간을 써주세요.

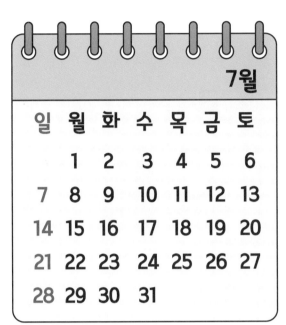

일	월	화	수	목	금	토
	1	2	3	4	5	6
7	8	9	10	11	12	13
14	15	16	17	18	19	20
21	22	23	24	25	26	27
28	29	30	31			

7월

일	월	화	수	목	금	토
					1	2	3
4	5	6	7	8	9	10
11	12	13	14	15	16	17
18	19	20	21	22	23	24
25	26	27	28	29	30	31

8월

6 2씩 증가하는 숫자가 순서대로 씌여 있습니다.
빠진 부분에 들어갈 숫자를 쓰세요.

2	4	6	8	10	12
14		18		22	24
26	28	30		34	36
38			44	46	48
50		54	56		
62	64	66		70	72

7 단어의 초성을 보고 적당한 낱말을 완성하세요.

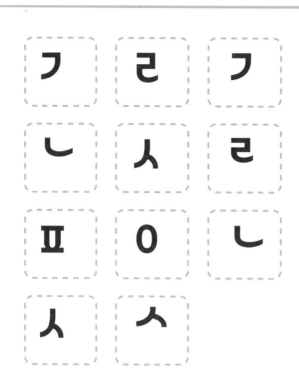

8 오늘 본 그림이 <u>아닌</u> 것을 2개 골라 보세요.

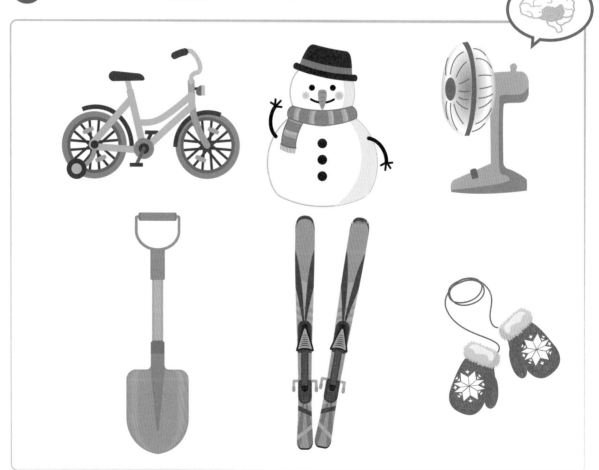

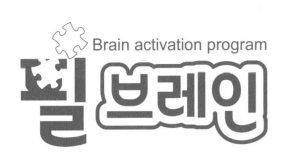

오늘은 _____ 년 ____ 월 ____ 일 입니다. (학습소요시간 : ____ 분 ____ 초)

1 아래 4개의 그림카드가 있습니다. 주의깊게 보고 기억하였다가
뒷장의 찾기 문제에 답하세요.

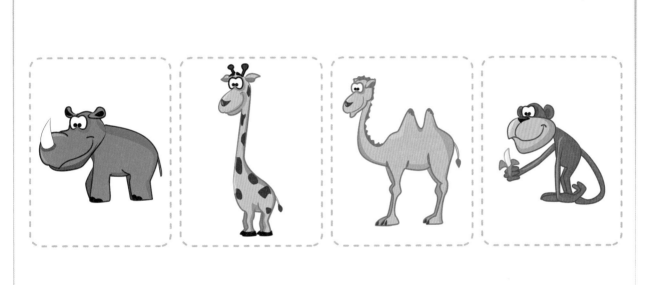

2 나머지 국기와 다른 국기를 찾으세요.

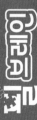

3 카드에 있는 점의 수를 숫자로 변환하여 다음을 계산해 보세요.

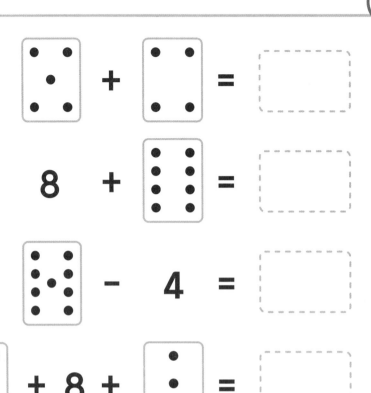

4 아래 얼굴들을 보고 뜨고 있는 눈의 개수를 세어 보세요.

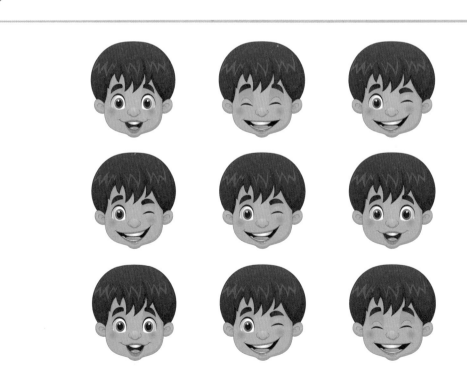

개

5 앞장 ❶에서 본 동물 그림카드 4개를 기억하고, 앞장과 같은 동물들로 묶인 것을 찾으세요.

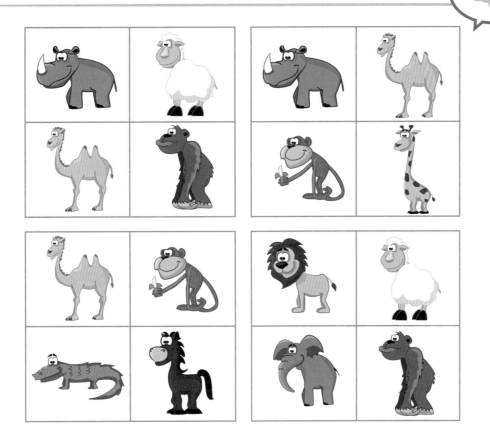

6 아래 단어들 중에서 'ㄱ'자가 들어가는 단어에만 ○표 하고 갯수를 세어 쓰세요.

국수　명동　사신　극장　신발　성당

소장　국어　국력　시장　두뇌　연필

필통　사랑　성서　사과　사탕　벌금

벌집　자동　집게　소망　술집　선물

사진　국장　투자　주사　거즈　면도

성장　비옷　가방　증권　가정　가문

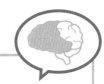 개

7 제시된 단어의 반대말을 써보세요.

큰 아이 ——— [   ] 아이

넓은 강 ——— [   ] 강

높은 산 ——— [   ] 산

적은 음식 ——— [   ] 음식

8 지갑을 도둑맞았습니다. 어디에 전화해야 할까요?

[1] [1] [   ]

위급할 때 전화하려고 합니다.
기억하고 있는 가족들의 전화번호를 3개 이상써보세요.

_____

_____

Brain activation program

필 브레인

답안지

22 ~ 27

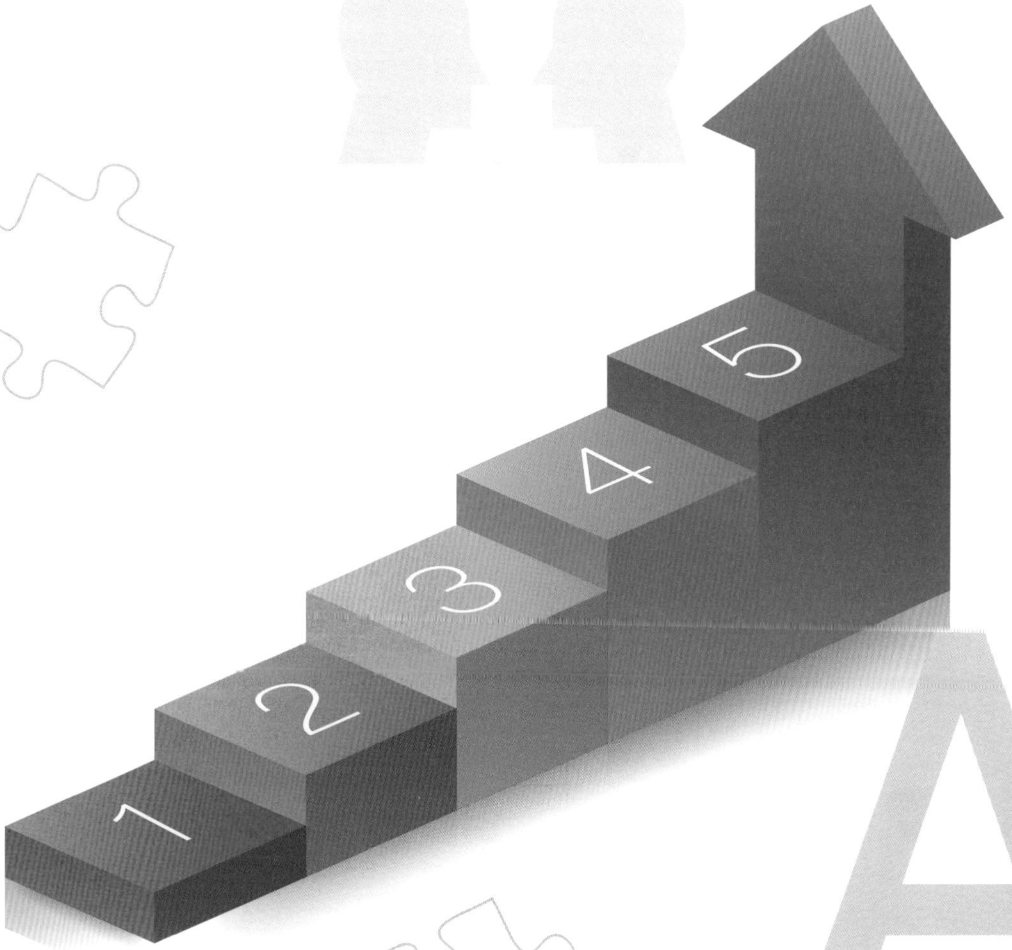

1 식탁위에 물건들이 놓여 있습니다.
어떤 물건들이 있는지 잘 기억해 주세요.

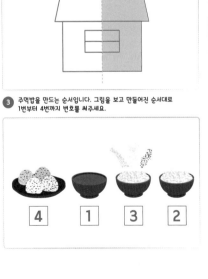

2 다음 중 태극기가 바르게 그려진 것을 찾아 보세요.

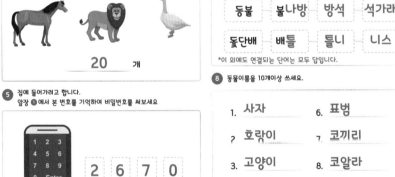

3 카드에 있는 점의 개수를 나타내는 말과 연결해 보세요.

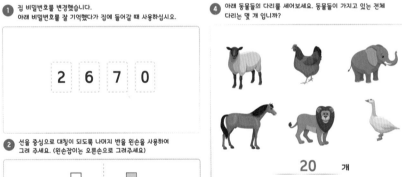

일곱

여섯

여덟

다섯

4 계산하여 답을 쓰세요.

$4 + 7 = \boxed{11}$

$7 + 12 = \boxed{19}$

$30 - 3 - 3 = \boxed{24}$

$10 + 5 = \boxed{15}$

5 앞장 **1** 에서 본 식탁위에 있던 물건들로만 묶여 있는 것을 찾아보세요.

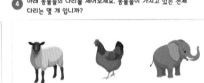
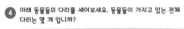

(1)

(2)

(3)

(4)

6 아래와 같은 그림을 찾아보세요.

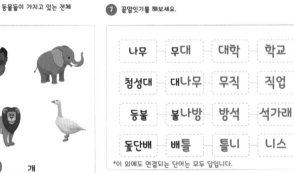

7 다음에서 잘못된 글자를 찾아서 고치세요

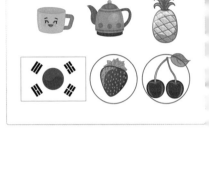

아름다운 꽃   구여운 아기

건강한 실체   맑은 해날

8 오늘 나온 그림이 아닌 것 2개를 찾으세요.

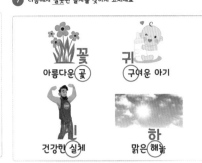

---

1 집 비밀번호를 변경했습니다.
아래 비밀번호를 잘 기억했다가 집에 들어갈 때 사용하십시오.

| 2 | 6 | 7 | 0 |

2 선을 중심으로 대칭이 되도록 나머지 반을 왼손을 사용하여
그려 주세요. (왼손잡이는 오른손으로 그려주세요)

3 주먹밥을 만드는 순서입니다. 그림을 보고 만들어진 순서대로
1번부터 4번까지 번호를 써주세요.

| 4 | 1 | 3 | 2 |

4 아래 동물들의 다리를 세어보세요. 동물들이 가지고 있는 전체
다리는 몇 개 입니까?

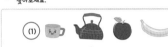
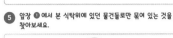

20 개

5 집에 들어가려고 합니다.
앞장 **1** 에서 본 번호를 기억하여 비밀번호를 써보세요

| 2 | 6 | 7 | 0 |

6 총 얼마의 돈이 있나요? 계산하여 써보세요.

700 원

7 끝말잇기를 해보세요.

나무	무대	대학	학교
첨성대	대나무	무직	직업
등불	불나방	방석	석가래
돛단배	배틀	틀니	니스

*이 외에도 연결되는 단어는 모두 답입니다.

8 동물이름을 10개이상 쓰세요.

1. 사자   6. 표범
2. 호랑이   7. 코끼리
3. 고양이   8. 코알라
4. 뱀   9. 원숭이
5. 사슴   10. 소

*이 외에도 모든 동물이름은 답입니다.

1 아래 단어들을 기억하세요.

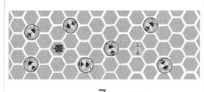

운동장　운동화
우산　물병

2 벌집에 몇 마리의 벌이 있을까요? 세어보세요.

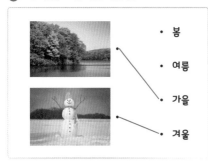

_7_ 마리

3 사진의 풍경을 주로 볼 수 있는 계절을 연결해 주세요.

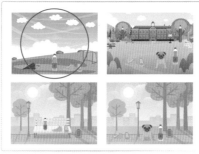

- 봄
- 여름
- 가을
- 겨울

4 계산하여 답을 쓰세요.

$4 + 5 + 2 = $　11

$5 + 6 + 3 = $　14

$80 - 8 - 8= $　64

$2 + 9 - 8= $　3

5 앞장 **1** 에서 기억했던 단어가 모두 들어 있는 그림으로 묶인 것을 찾아서 ○표 하세요.

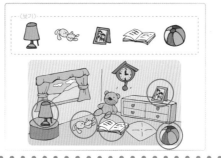

6 보기의 물건을 그림에서 찾아 보세요.

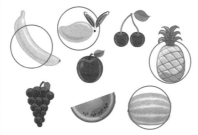

7 단어들의 초성을 보고 알맞은 낱말을 만들어 보세요.

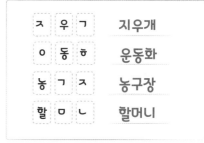

ㅈ ㅜ ㄱ　지우개
ㅇ 동 ㅎ　운동화
ㄴ ㄱ ㅈ　농구장
할 ㅁ ㄴ　할머니

8 단어들의 묶음에서 나머지와 성질이 다른 것을 찾아서 ○표 해주세요.

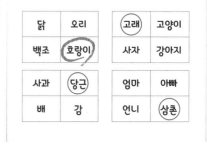

닭	오리
백조	호랑이

고래	고양이
사자	강아지

사과	당근
배	감

엄마	아빠
언니	삼촌

---

1 집에 음료수가 없어서 음료수를 샀습니다. 음료수의 종류와 갯수를 기억해 놓으세요.

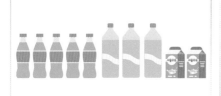

2 나머지와 다른 그림을 찾아보세요.

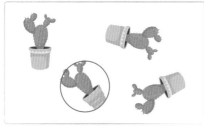

3 아이가 물에 빠졌습니다. 제일 먼저 필요한 물건이 무엇일까요? 찾아서 ○표 하세요.

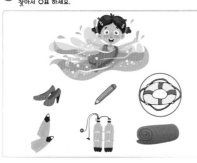

4 다음 중 원래 색이 노란색인 과일만 찾아서 ○표 하세요.

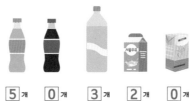

5 앞장 **1** 에서 산 음료수입니다. 몇 개를 샀었는지 기억해서 써보세요. 앞에서 산 음료수가 아니라면 0개로 표시하면 됩니다.

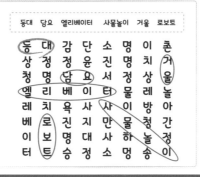

5 개　0 개　3 개　2 개　0 개

6 글자들 속에서 아래 단어를 찾아서 ○표 하세요.

등대　담요　엘리베이터　사물놀이　거울　로보트

등	대	감	단	소	명	이	촌
상	정	정	운	진	명	치	거
청	명	담	요	서	정	상	울
엘	리	베	이	터	물	레	놀
레	치	욕	사	지	이	방	아
베	로	진	명	지	대	청	간
이	보	트	승	정	소	멍	정

7 흩어져 있는 단어 카드가 있습니다. 아래 단어카드를 조합해서 낱말을 5개 이상 만들어 보세요. 하나의 낱말카드는 여러번 사용해도 됩니다.

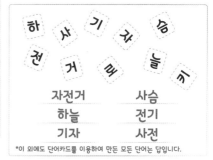

하 사 기 자 슴
전 거 ㅍ 늘 기

자전거　사슴
하늘　전기
기자　사전

*이 외에도 단어카드를 이용하여 만든 모든 단어는 답입니다.

8 오늘 나온 그림이 아닌 것이 3개 있습니다. 찾아서 ○표 해주세요.

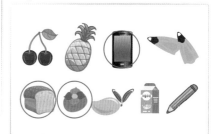

1 가족생일 모임이 있어서 아래와 같이 문자메세지를 받았습니다. 잘 보고 가족 모임날짜와 시간을 기억하세요.

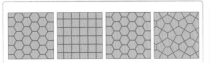

가족모임
8월 25일 오후 7시에
종로 정갈한정식에서
생일 모임을 하려고
합니다. 잊지 마시고
참석해 주세요.

2 벌들이 사는 벌집입니다. 같은 종류의 벌들은 같은 모양의 벌집에 산다고 합니다. 총 몇 종류의 벌들이 살고 있을까요?

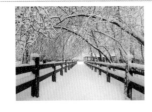

벌집의 모양의 __3__ 가지 이므로,
__3__ 종류의 벌이 살고 있습니다.

3 아래 그림에 있는 계절에 필요한 용품을 골라보세요.

4 계산하여 답을 쓰세요.

$4 + 6 + 8 = $ 18

$9 + 21 - 3 = $ 27

$2 + 3 + 4 = $ 9

$80 - 2 - 4 = $ 74

5 앞장 **1**에서 본 문자메세지의 생일 모임을 달력에 표시하려고 합니다. 모임 날짜를 달력에 표시하고 모임 시간을 써주세요.

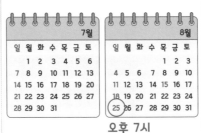

오후 7시

6 2씩 증가하는 숫자가 순서대로 씌여 있습니다. 빠진 부분에 들어갈 숫자를 쓰세요.

2	4	6	8	10	12
14	16	18	20	22	24
26	28	30	32	34	36
38	40	42	44	46	48
50	52	54	56	58	60
62	64	66	68	70	72

7 단어의 초성을 보고 적당한 낱말을 완성하세요.

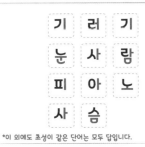

기	러	기
눈	사	람
피	아	노
사	슴	

*이 외에도 초성이 같은 단어는 모두 답입니다.

8 오늘 본 그림이 아닌 것을 2개 골라 보세요.

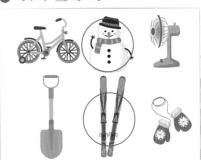

---

1 아래 4개의 그림카드가 있습니다. 주의깊게 보고 기억하였다가 뒷장의 찾기 문제에 답하세요.

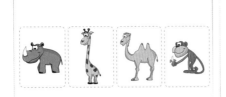

2 나머지 국기와 다른 국기를 찾으세요.

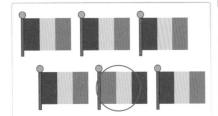

3 카드에 있는 점의 수를 숫자로 변환하여 다음을 계산해 보세요.

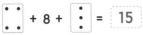

$⚁ + ⚃ = $ 9

$8 + ⚅ = $ 16

$⚄ - 4 = $ 5

$⚁ + 8 + ⚄ = $ 15

4 아래 얼굴들을 보고 뜨고 있는 눈의 개수를 세어 보세요.

__10__ 개

5 앞장 **1**에서 본 동물 그림카드 4개를 기억하고, 앞장과 같은 동물들로 묶인 것을 찾으세요.

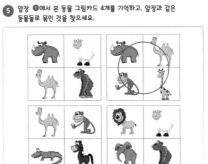

6 아래 단어들 중에서 'ㄱ'자가 들어가는 단어에만 O표 하고 갯수를 세어 쓰세요.

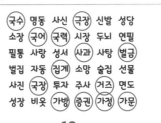

국수 명동 사신 극장 신발 성당
소장 국어 국력 시장 두뇌 연필
필통 사랑 성서 사과 사탕 벌금
벌집 자동 집게 소망 술집 선물
사진 국장 투자 주사 거즈 면도
성장 비옷 가방 증권 가정 가문

__13__ 개

7 제시된 단어의 반대말을 써보세요.

큰 아이 —— 작은 아이

넓은 강 —— 좁은 강

높은 산 —— 낮은 산

적은 음식 —— 많은 음식

8 지갑을 도둑맞았습니다. 어디에 전화해야 할까요?

1	1	2

위급할 때 전화하려고 합니다.
기억하고 있는 가족들의 전화번호를 3개 이상써보세요.

*가족의 전화번호를 썼다면 답입니다.